こむら返り・体がよく「つる」人のための30秒筋肉ほぐし

出沢　明
Dezawa Akira

PHP

はじめに

突然ふくらはぎに激痛が走って、どうすることもできない。
痛みが去るまでの間、ただ耐えるしかない……。
そんな「こむら返り」に悩んではいませんか？

私の勤務する病院には、「夜中、こむら返りで眠れません！」「ちょっと運動しただけなのに、すぐ足がつります」と訴える方が、大勢いらっしゃいます。

こむら返りは、加齢に伴って増える傾向があります。60代、70代は、仕事も子育ても一段落して、やっと自分の時間を自由に使える時期なのに、こうした症状によって安眠が妨げられたり、趣味を満喫《まんきつ》できなかったりするのはつらいですね。

つる症状は、ふくらはぎだけに起こるものではありません。足の「すね」がつることもあれば、お尻・背中・肩や首、胸で起こることもあります。

これらは医学用語で「有痛性筋痙攣《ゆうつうせいきんけいれん》」といいます。つまり「激しい痛みを伴う筋肉のけいれん」ということです。

この本では、そのメカニズムを解説するとともに、つったときのケアと、予防のためのノウハウをお伝えします。

つる原因は一様ではなく、原因ごとに対策も違ってきます。なかには、大きな病気が隠れていて、その一症状として「つり」が起こるケースもあります。

ですから読者の皆さんはぜひ、この本を読みながら「私に当てはまるのはどれ？」と考えながら、セルフケアをする、病気が疑われるならすぐに病院へ行く、といった対処をしてください。

そして、2章で紹介するエクササイズや、3章で紹介するおすすめの生活習慣を取り入れていきましょう。

日々のつらさの解消から、大きな病気の早期発見まで——皆さんの生活に、快適と安心がもたらされることを、心から願っています。

出沢明ＰＥＤクリニック理事長
帝京大学医学部附属溝口病院客員教授
出沢　明

※効果には個人差があります。いつもと違う気になる症状があれば、すみやかに受診してください。とくに持病がある方はかならず主治医と相談の上、行ってください。

こむら返り・体がよく「つる」人のための
30秒筋肉ほぐし

もくじ

2章

つらい症状を和らげる「筋肉伸ばし」&未然に防ぐ「筋肉ほぐし」

3章

急な「つり」を防ぐ生活習慣

装幀　下村成子
組版　朝日メディアインターナショナル株式会社
イラスト　河南好美
編集協力　林　加愛
撮影　藤田あい（七彩工房）
スタイリング　三浦亜未（七彩工房）
ヘアメイク　福井乃理子（シードスタッフ）
モデル　大石真央（プレステージ）

1章

なぜ全身が「つる」のか

60歳を境に増える「こむら返り」をはじめとする「つり」の原因は？

筋肉に誤作動が起こるしくみ

◆筋肉の収縮を抑制できなくなると筋肉はつる

こむら返りをはじめとする筋肉の「つり」は、筋肉の「過剰収縮」が引き起こします。

筋肉は伸びたり縮んだりするものですが、それを調整しているのは、「筋紡錘《きんぼうすい》」と「腱紡錘《けんぼうすい》」という組織です。両方とも知覚神経を通じて脊髄《せきずい》に情報を送り、伸びすぎや縮みすぎにストップをかけています。

伸びすぎを防ぐのは、筋紡錘の役割です。対して、腱紡錘は主に、縮みすぎを防ぐために働きます。腱紡錘は筋肉が縮んでいるときだけでなく、伸びているときも常時働いているという点で、筋紡錘よりも酷使《こくし》されがちです。

そのためか、腱紡錘はときどき働きが鈍くなることがあります。その結果、筋肉が過剰に縮んで、つった状態になるのです。

筋肉の収縮に関わるセンサー

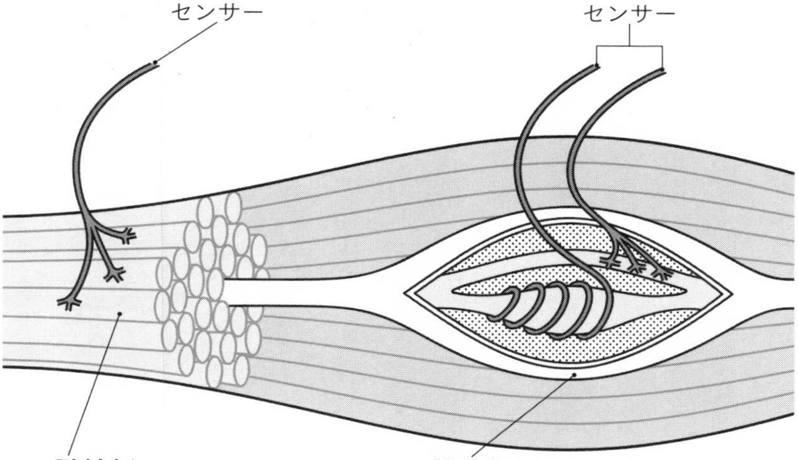

腱紡錘

筋肉の収縮による腱の伸びを感知する→「縮むな」という指令を出す→縮みすぎを防ぐ

筋紡錘

筋肉の伸びを感知→「縮め」という指令を出す→伸びすぎを防ぐ

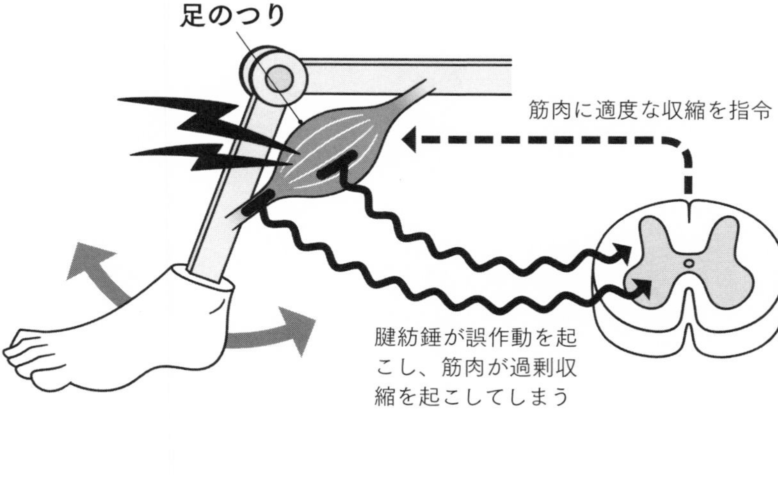

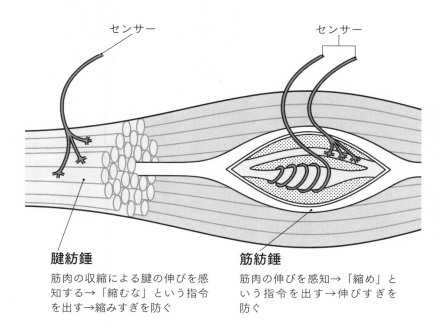

足のつり
筋肉に適度な収縮を指令
腱紡錘が誤作動を起こし、筋肉が過剰収縮を起こしてしまう

60歳を境に増える「こむら返り」を
はじめとする「つり」の原因は？

ミネラルバランスの崩れが誤作動を引き起こす

◆神経伝達に大きく関わる大事な要素

つるメカニズムは、現時点で完全に解明されているわけではありません。腱紡錘の働きが悪くなる原因も、明確に特定されてはいません。しかしそのなかで、主因に近いと思われるのが、ミネラルバランスの崩れです。

筋肉の伸び縮みに強く関わるのは、マグネシウム・カルシウム・ナトリウム・カリウムという、4つのミネラルです。これらが「電解質（イオン）」となって体液に溶け込み、神経伝達をサポートしています。そのバランスが崩れると、腱紡錘の働きが落ちると考えられます。

なかでも重要なのがマグネシウムです。カルシウムが筋肉の「収縮」（縮む）を促すのに対し、マグネシウムは、筋肉を「弛緩《しかん》」（緩める）させる働きを持っています。従ってマグネシウムが不足すると、筋肉の過剰収縮が起こりやすくなるのです。

ミネラルの主な働き

◆マグネシウム

300種類以上の酵素を活性化し、栄養の合成・分解過程に関与している。筋肉の弛緩や神経情報の伝達、体温・血圧の調整にも役立っている。

◆カルシウム

血液の凝固を促して出血を予防するほか、心筋の収縮作用を増し、筋肉の興奮性を抑える働きもある。骨格筋を収縮させる働きをする。

◆ナトリウム

体内の水分バランスや細胞外液の浸透圧を維持しているほか、筋肉の収縮、神経の情報伝達、細胞外液量や循環血液の量を維持し、血圧を調節する働きをする。

◆カリウム

細胞内液の浸透圧を調節して一定に保つ働きがある。神経刺激の伝達、心臓機能や筋肉機能の調節、細胞内の酵素反応の調節などの働きをする。

60歳を境に増える「こむら返り」を
はじめとする「つり」の原因は?

筋肉疲労

◆負担をかけた筋肉をリラックスさせる

ミネラルバランスの崩れは、さまざまな理由で起こります。たとえば、運動中や運動後には、筋肉に強い負荷がかかることで、カルシウムが大量消費されてバランスが崩れ、筋肉の疲労が加速します。

筋肉疲労が持続すると、筋紡錘と腱紡錘は過敏な状態になります。その結果、脊髄と筋肉の間にコミュニケーションエラーが起きて、筋肉がつりやすくなるのです。

なお、年齢を重ねると筋肉量が減るため、軽い運動、もしくは運動にまで至らない日常動作でも筋肉が疲労し、つりやすくなります。そこでおすすめなのが「つり」を未然に防ぐ「筋肉ほぐし」（P.57～）です。毎晩の習慣にすると、一日の活動で溜《た》まった疲れがほぐれます。たくさん歩いた日や、運動量が多かった日はとくに念入りに行いましょう。睡眠中のつり予防に、効果を発揮します。

筋肉の疲れを癒す「筋肉ほぐし」

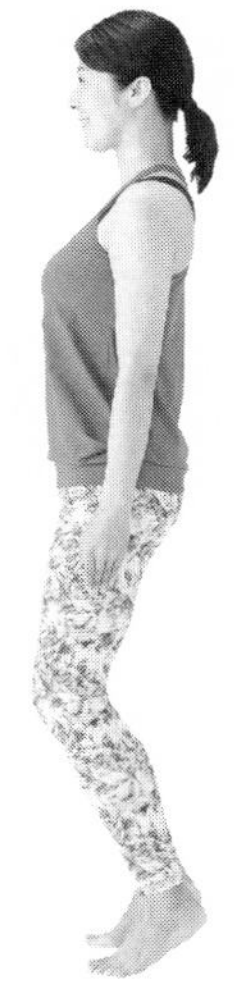

→P.60「ヒラメ筋アップトレ」

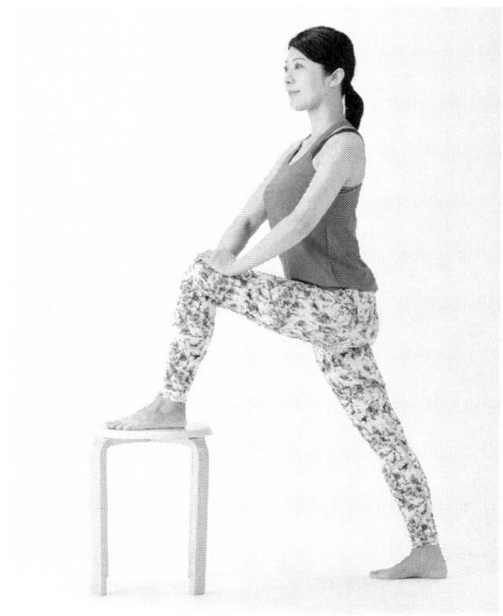

→P.58「ふくらはぎほぐし」

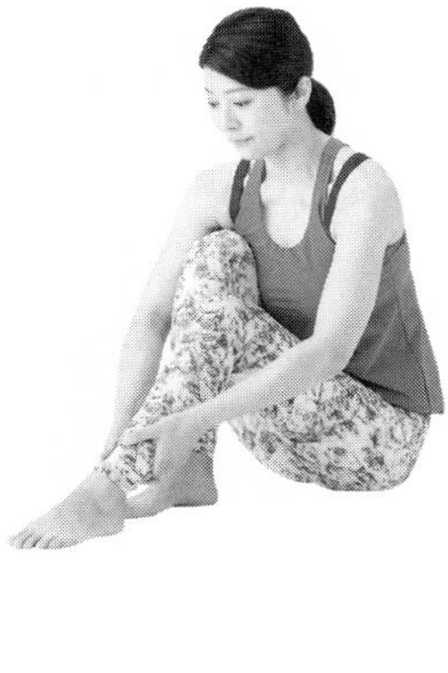

→P.63「ふくらはぎマッサージ」

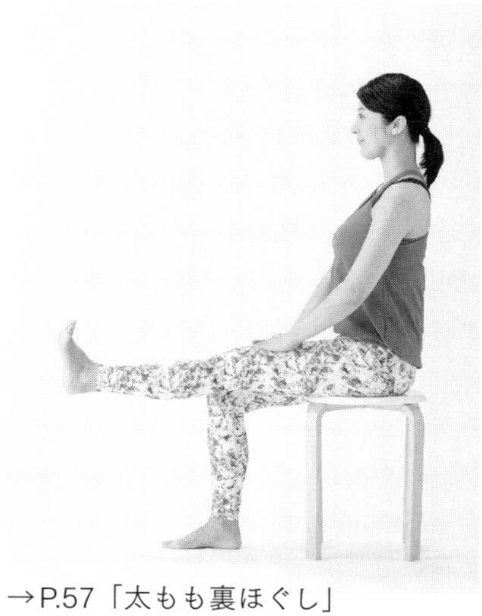

→P.57「太もも裏ほぐし」

P.57からは、筋肉のつりを未然に防ぐ「筋肉ほぐし」を紹介しています

60歳を境に増える「こむら返り」をはじめとする「つり」の原因は？

冷えや血流不足

◆冷えると血流が下がり、血流が下がるとさらに冷える

体が冷えやすく、かつ「つりやすい」という傾向が、筋肉量の少ない女性や高齢者ではよく見られます。原因のひとつは、血流不足です。

血流が足りなかったり滞《とどこお》ったりすると、ミネラルを体のすみずみまできちんと運搬できず、腱紡錘の働きを低下させることにつながるのです。

ちなみに血流不足は、冷えの原因であると同時に、結果でもあります。血行が悪くて体が冷える、冷えるとさらに血流不足に……という悪循環が起こるのです。

この悪循環を断つには、運動と食事が決め手となります。

筋肉ほぐしや筋力アップのエクササイズ（P.57～）は血行促進が期待できます。冷えを招く食べ物を避ける、水分はしっかり摂《と》りつつも冷たい飲み物を避ける、などの工夫も必要です。血行を促す食材については、P.１０２でお話しします。

血流が滞ると栄養や酸素が届かなくなる

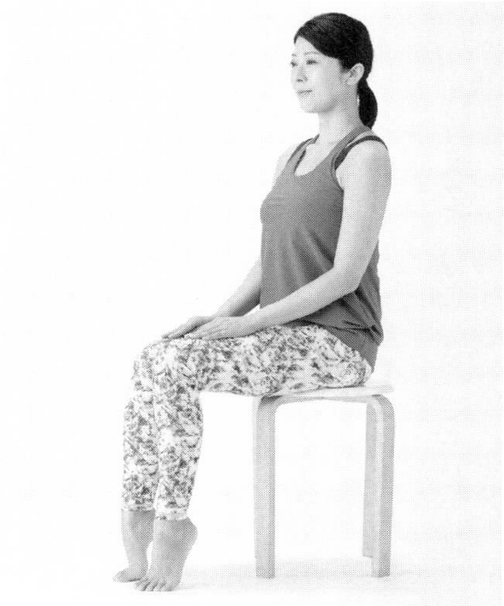

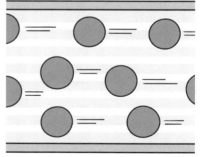

→P.62「足首ほぐし」はいつでもどこでも気軽にできる

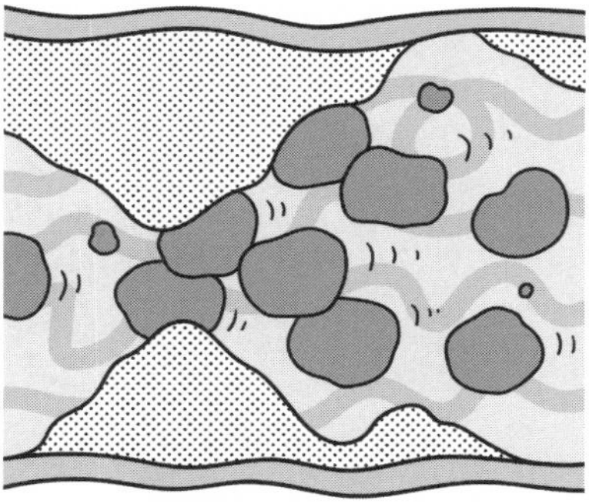

血行が悪いと血がドロドロになる。血栓もでき、より血が流れにくくなる。疲労物質も溜まりやすくなる。

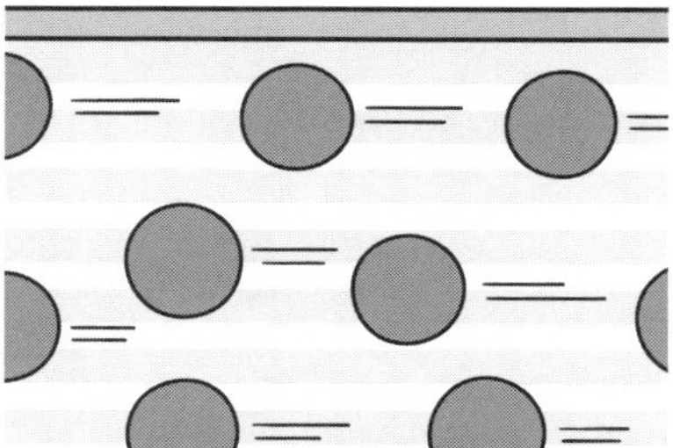

患部が温まると血行が回復するため、血液がスムーズに流れる。痛みや疲労を引き起こす物質が排出される。

60歳を境に増える「こむら返り」をはじめとする「つり」の原因は？

筋肉、代謝量の減少

◆年齢とともに代謝が落ち、疲れやすくなる

前述の通り、筋肉は加齢に伴って減っていきます。これも、ミネラルバランスを崩す原因になります。筋肉量が減ると、新陳代謝が低下します。P.19のグラフを見ると、筋肉量の少ない女性のほうが、基礎代謝量が減っていることがわかりますね。代謝量が減ると、せっかく食事でミネラルを摂取しても、吸収率が低いために十分に運搬されなくなってしまいます。

対策として有効なのは、やはり運動です。年齢とともに減った筋肉は、運動によって再び増やすことができます。60～72歳の男性が3か月間筋トレをした後、両太ももの筋肉が平均で11％も大きくなったというデータもあります（ＷＲＦｒｏｎｔｅｒａらによる。１９８８年）し、女性も筋トレで筋肉が増えますから、ぜひ2章のエクササイズで筋肉量を維持し、代謝をアップさせましょう。

基礎代謝量の年齢別変化

年齢を重ねると筋肉量が減り、基礎代謝が下がる

1日の基礎代謝量の年齢別変化

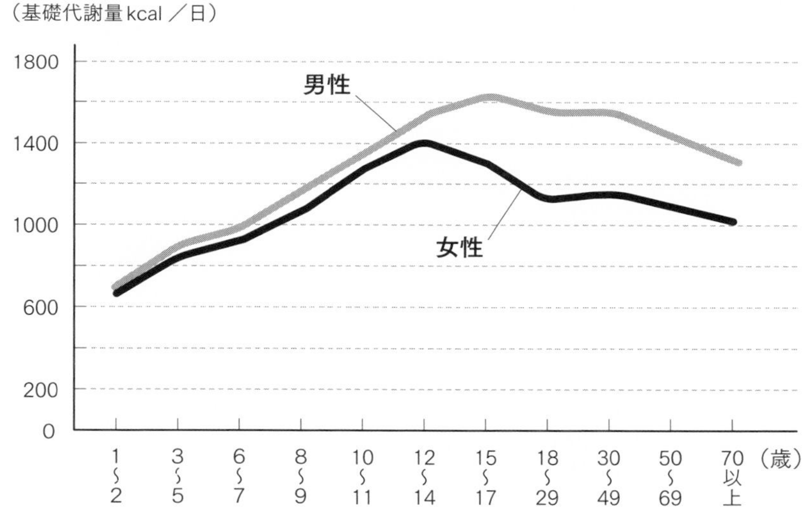

厚生労働省 『日本人の基礎代謝基準値』より作成

60歳を境に増える「こむら返り」をはじめとする「つり」の原因は？

薬の副作用

◆普段から飲んでいる人はとくに注意

持病の薬の副作用で「つり」が起こっている可能性もあります。処方薬や市販薬のなかには、ミネラルバランスが崩れる「電解質異常」を起こすものがあるのです。

たとえば、血圧の高い人が飲む降圧剤です。このうち、ベータ遮断《しゃだん》薬やカルシウム拮抗《きっこう》薬は、電解質異常を起こしやすいとされています。

脂質異常症に使われるＨＭＧ－ＣｏＡ還元酵素阻害薬、フィブラート系薬剤も同様です。また、利尿薬に使われるループ、サイアザイド系にも要注意です。

そのほか、ぜんそくの治療に用いられるテオフィリンには、副作用のひとつに難治性の痙攣《けいれん》があり、「慎重投与」が必要な薬とされています。

このうちのどれかを服用していて、よく「つる」方は、一度かかりつけ医に相談することをおすすめします。

こんな薬が「つり」の原因になりやすい

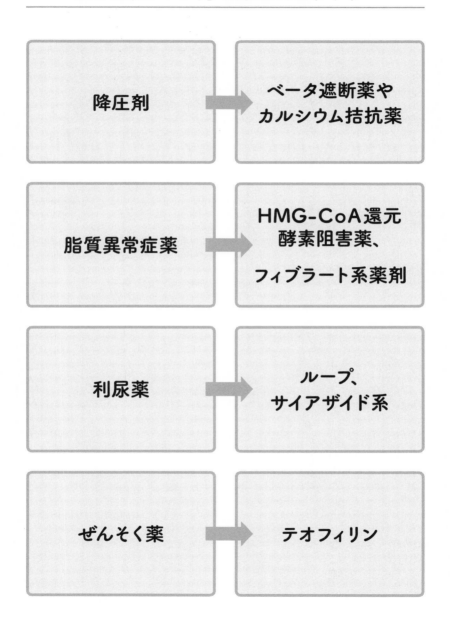

降圧剤	ベータ遮断薬やカルシウム拮抗薬
脂質異常症薬	HMG-CoA還元酵素阻害薬、フィブラート系薬剤
利尿薬	ループ、サイアザイド系
ぜんそく薬	テオフィリン

どの筋肉が「つる」（縮む）のか

「抗重力筋」の腓腹筋はつりやすい

◆「抗重力筋」には負荷がいつもかかっている

全身のなかで、とりわけつりやすいのは、ふくらはぎです。「こむら返り」という名称は、ふくらはぎの別名が「こむら（腓）」であることから来ています。

ふくらはぎがとくにつりやすいのには、いくつか理由があります。

一つは、ふくらはぎの筋肉が「抗重力筋《こうじゅうりょくきん》」だからです。

抗重力筋は、重力に抵抗する筋肉であり、体の重みを支え、姿勢を維持する役割を果たしています。抗重力筋は全身にありますが、下半身に多くが集中しています。そのひとつがふくらはぎです。ふくらはぎの筋肉にはいつも「重力」が負担になっているため、筋肉疲労を起こしやすいのです。

もうひとつの理由は、心臓から遠い位置にあることです。

ふくらはぎは「第二の心臓」である、とよくいわれますね。それはふくらはぎの筋肉が、下半身に降りてきた血を心臓に還流させる「ポンプ」の役割を果たすからです。とはいえ心臓は足よりはるか上にあるので、その役割はなかなかハードです。その結果、ふくらはぎはしばしば「むくみ」＝血液の滞留《たいりゅう》を起こします。また、足元に近い位置にあるため冷えやすく、これも血行不良を助長します。

このように、「筋肉疲労・血行不良・冷え」という、ミネラルバランスを崩す引き金となる要素が、ふくらはぎにはすべて重なっているのです。

なお、ふくらはぎの筋肉にも、さまざまな種類があります。

一番つりやすいのは「腓腹筋《ひふくきん》」です。大腿骨《だいたいこつ》から始まり、アキレス腱まで通じる筋肉です。すねの骨の裏側に、左右「対《つい》」の形でついていて、内側を腓腹筋内側頭《ひふくきんないそくとう》、外側を腓腹筋外側頭《ひふくきんがいそくとう》といいます。

ふくらはぎの下部で、腓腹筋の奥にある深層筋が「ヒラメ筋」です。腓腹筋ほどではありませんが、やはりつりやすい筋肉です。2章では、つったときの緊急対処法を紹介しますが、こむら返りを起こしたときに、腓腹筋用の緊急対処法（P.38、39）で効果が出ないとしたら、おそらくヒラメ筋がつっています。「効かない！」と慌てずに、ヒラメ筋用のケア（P.41）を行いましょう。

後ろから見たふくらはぎの主な筋肉

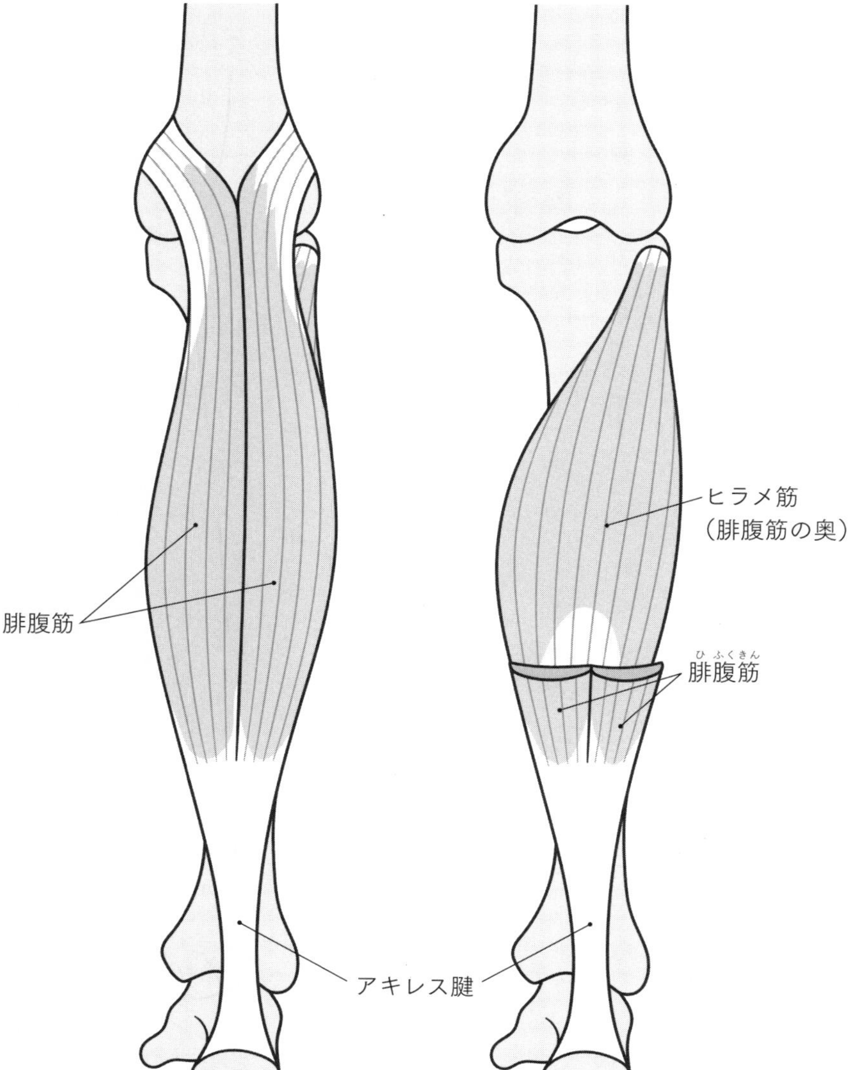

横から見たふくらはぎの主な筋肉

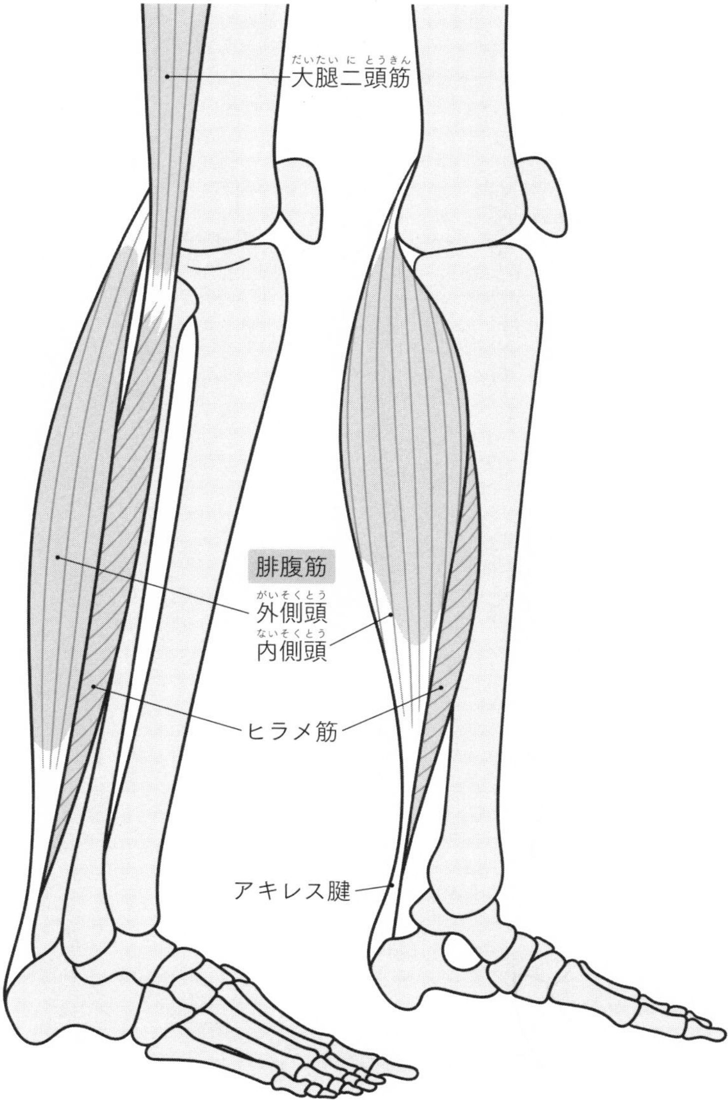

どの筋肉が「つる」（縮む）のか

ほかにもこんなところがつる！

◆足のすねやお尻、上半身に起こることも

ふくらはぎ以外でも、さまざまな部位で「つり」は起こります。

足の前側にある前脛骨筋《ぜんけいこつきん》、つまり「すね」がつることもあります。すねは運動中や運動後につりやすいのですが、ほかにも腰椎椎間板ヘルニアや腰部《ようぶ》脊柱管狭窄症《せきちゅうかんきょうさくしょう》といった、脊髄馬尾神経根《せきずいばびしんけいこん》の病気の影響で起こることもあります。すねがつったときは、すねを伸ばすことが肝要《かんよう》です。つっている最中はとにかく痛いので、つい間違えてふくらはぎ側を伸ばしがちですが、ここは落ち着いて「足先」を見るのがコツです。ふくらはぎがつった場合はつま先がピンと伸びますが、すねのときは足首が強く曲がって、つま先が跳ね上がっているはずです。

お尻の「梨状筋《りじょうきん》」もしばしばつります。これは大臀筋《だいでんきん》の奥にある深層筋で、太ももを外側にひねるときに働きます。体を方向転換するときに使うので、運動中のほ

か、立ち仕事の最中や歩いているときによくつります。
また、腰や背中のつりは、「広背筋《こうはいきん》」という、腰から背中、腕までつながる大きな筋肉の過剰収縮によって起こります。

上半身にもつる筋肉があります。たとえば、首にある「肩甲挙筋《けんこうきょきん》」は一番上の頸椎と肩甲骨をつなぐ筋肉で、肩をすくめたり、ものを持ち上げたりするときにつります。また、背中の中央から肩にかけてついている「僧帽筋」もよくつります。また、腕の「上腕《じょうわん》二《に》頭筋《とうきん》」や「腕橈骨筋《わんとうこつきん》」、さらには手指がつることもあります。

ちなみに、今挙げた上半身の筋肉も「抗重力筋」です。人間が直立歩行を始める前は、上肢も姿勢の維持のために大いに働いていました。とくに、猿が木にぶら下がるときなどは、首・肩・腕の筋力が重力に逆らうのに不可欠だったのです。

現代人にはそうした機会はないものの、今でもやはり直立姿勢の維持のために上半身の筋肉も働いています。従って、筋肉疲労が溜まるとつってしまうのです。

以上のように、筋肉の「つり」は全身のさまざまな部位に起こります。2章の、それぞれに適した緊急対処法をぜひ役立ててください。

ほかにもこんなところがつる！（前面）

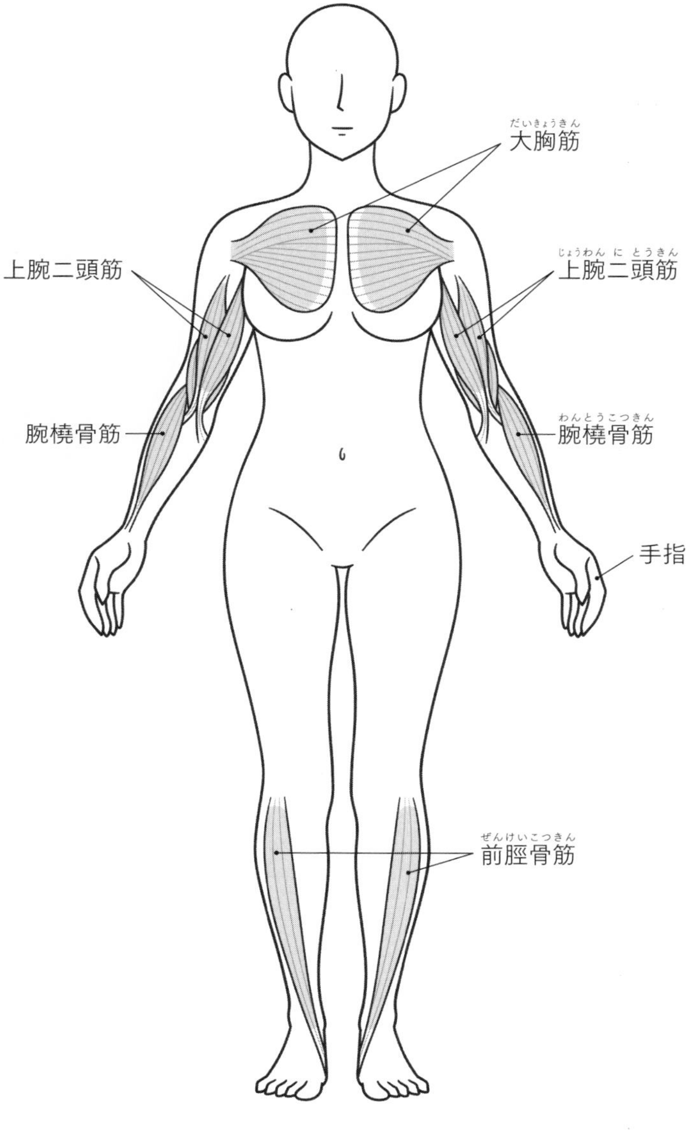

ほかにもこんなところがつる！（背面）

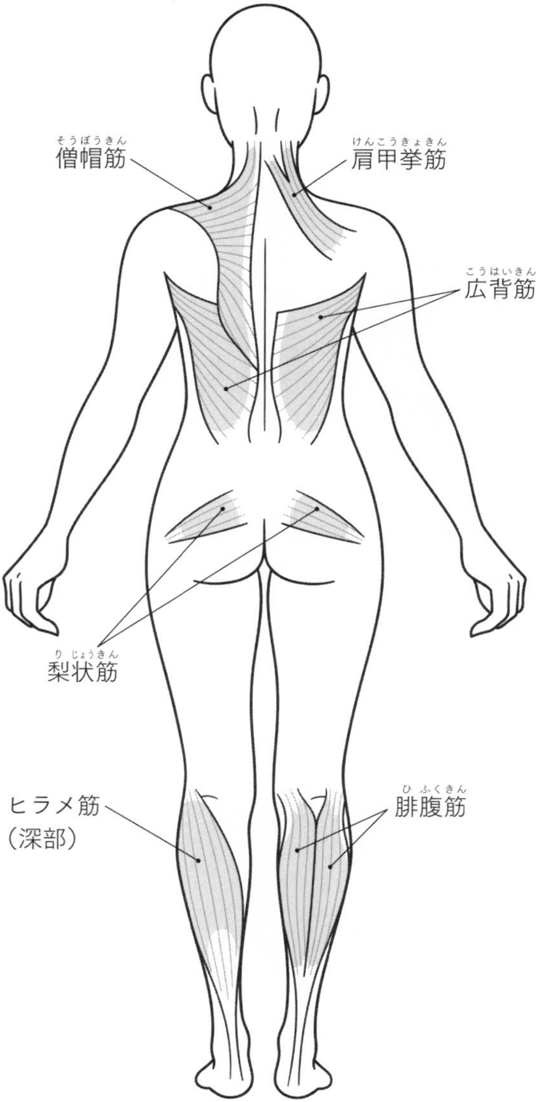

頻繁に起こる場合に
潜んでいる病気

週に1回以上は要注意！

◆隠れた慢性病や、動脈硬化のサインかもしれません

こむら返りは痛くてつらい症状ですが、ほとんどは一過性であり、病気の心配はありません。しかし、週に1回以上の頻度で起こり、かつ長期にわたっているならば警戒が必要です。

なぜなら、その奥に何かしらの病気が隠れていて、その一症状としてこむら返りが起こっている可能性があるからです。

その場合はこむら返りだけでなく、ほかにも何らかの自覚症状があるはずです。

たとえば「すね」側もしょっちゅうつって、かつ腰痛がひどいなら、腰椎椎間板ヘルニア、もしくは腰部《ようぶ》脊柱管狭窄症《せきちゅうかんきょうさくしょう》の疑いがあります。

両方の共通点は、4番目と5番目の腰椎に異常が起こっていることです（P.74）。4番目と5番目の間を走る神経は足の前側に通じているため、すねにつりが起こりや

すいのです。

両方とも腰痛や足のしびれが起こりますが、腰部脊柱管狭窄症の場合は「間欠性跛行《かんけつせいはこう》」といって、歩いていると下肢に痛む症状が起こります。間欠性跛行が起こる病気として、もう一つ注意すべきは閉塞性動脈硬化症《へいそくせいどうみゃくこうかしょう》（P.86）です。

これは血管が硬くなったり、血管壁が厚くなったりすることで血行障害を起こす病気です。動脈が狭まり、足先にミネラルやさまざまな栄養が届かなくなることで、頻繁なこむら返りやしびれ、痛みが起こります。

この場合は足の症状よりも、それを引き起こしている動脈硬化が深刻な問題といえます。

閉塞性動脈硬化症は、脳梗塞・心筋梗塞・狭心症などの大きな病気のリスクを高めます。また、足先に潰瘍ができて壊死《えし》するといった、深刻な事態も起こりえます。

頻繁なこむら返りのほかに、身に覚えのある症状があれば、早めに受診を。まずはかかりつけ医に症状を伝え、どの科を受診すればよいかを相談するのがよいでしょう。かかりつけ医がいない場合は、整形外科もしくは総合診療科を受診しましょう。

頻繁に起こる場合に
潜んでいる病気

全身がつる症状は要注意！

◆糖尿病や腎・肝機能障害の可能性

筋肉のつりが、症状のひとつとして現れる病気は数多くあります。

腰椎椎間板ヘルニア・腰部脊柱管狭窄症《ようぶせきちゅうかんきょうさくしょう》などの**脊椎脊髄性疾患**《せきついせきずいせいしっかん》と、閉塞性動脈硬化症《へいそくせいどうみゃくこうかしょう》などの**血管系疾患**のほかにも、次のような病気が挙げられます。

- **甲状腺系疾患（甲状腺機能低下症・副甲状腺機能低下症）**
- **神経系疾患（ＡＬＳ、筋強直性《きんきょうちょくせい》ジストロフィー、多発神経炎）**
- **代謝系疾患（糖尿病、肝機能障害、腎機能障害）**

とりわけ注意したいのが、生活習慣とも関わりの深い代謝系疾患です。

足以外の部位、つまり腰や背中や上半身がよくつるとすれば、それは糖尿病、肝機能・腎機能障害の兆候かもしれません。

糖尿病は、血糖値を下げる「インスリン」というホルモンが正常に分泌されなくなる病気です。糖代謝をはじめ、脂質、蛋白質など、ほぼすべての代謝系に悪影響を及ぼします。代謝異常が長く続くと、視力障害や失明、腎不全、下肢の壊疽《えそ》などに至る恐れがあり、高血糖による閉塞性動脈硬化症、心筋梗塞、脳梗塞のリスクも上がります。また、肝臓は人体のなかで最大の臓器であり、栄養を取りこみやすい形に変えたり、毒物を分解したり、体内物質のバランスを整えたりと、多様な働きをします。肝機能が低下すると、ミネラルバランスはもとより、さまざまな体内物質の運搬・補給が損《そこ》なわれます。肝臓は、全身のさまざまな組織の働きを正常に保つ神経伝達物質「タウリン」の吸収も担《にな》っており、タウリンが不足すると筋肉のけいれんが起こりやすく、その背後に肝機能障害が隠れていることもあります。

腎臓は、血液中の老廃物を尿として体外に排出しつつ、栄養素やミネラルを再吸収し、体内の水分量やミネラルバランスを調整しています。この機能が落ちることで、つりの症状が深刻化しやすくなってしまうのです。

次ページに、ここまでお話しした「つりを引き起こす病気」の一覧があります。

各疾患について、つる症状のほかにどのような症状が出るかを確かめ、思い当たるところがあればすぐに医師の診察を受けましょう。

頻繁に起こる場合に潜んでいる病気

筋肉の「つり」を引き起こす病気

代謝系疾患

◆ 糖尿病

頻繁につる、のどの渇き、疲労感、多尿、頻尿、手足のしびれ

◆ 腎機能障害

のどの渇き、疲労感、むくみ、多尿・頻尿

◆ 肝機能障害

疲労感、食欲不振、むくみ、黄疸《おうだん》

脊椎脊髄性疾患

◆ 腰部脊柱管狭窄症

間欠性跛行、腰痛、足腰のしびれ

◆ 腰椎椎間板ヘルニア

腰痛、電気の走るような足腰の痛みやしびれ、坐《ざ》骨《こつ》神経痛

甲状腺系疾患

◆ 甲状腺機能低下症

全身の倦怠感《けんたいかん》、食欲低下、皮膚の乾燥、顔のむくみ、脱毛

◆ 副甲状腺機能低下症

痛みを伴う上肢のけいれん、全身の倦怠感、食欲低下、皮膚の乾燥、顔のむくみ、脱毛、低カルシウム血症

血管系疾患

◆閉塞性動脈硬化症

間欠性跛行（手足の血管の動脈硬化による）

◆脳梗塞

片方の手足のしびれ、足のもつれ、脱力、めまい、ふらつき、ろれつが回らない、言葉が出ない、他人の言葉がわからない、ものが見えにくい、ものが二重に見える、片側の視野が欠ける

◆心筋梗塞

胸の激痛、放散痛（左胸からあご、左肩から胸にかけて広がる痛み）

◆一過性脳虚血発作《いっかせいのうきょけつほっさ》

手足のしびれ、めまい、ろれつが回らない、ものが二重に見える、一時的に片目が見えなくなる

◆狭心症

胸の痛みや背中の痛み、のどの痛み、左肩から腕にかけてのしびれや痛み

◆下肢静脈瘤《かしじょうみゃくりゅう》

下肢の血管が浮き出る、下肢のだるさ、かゆみ、痛み、むくみ、湿疹、潰瘍

神経系疾患

◆運動ニューロン疾患（ALS）

筋肉がやせる、舌や手足の筋肉の細かいふるえ、手指のふるえ

◆筋疾患（筋強直性《きんきょうちょくせい》ジストロフィー）

ミオトニア（こわばり）、筋力の低下、筋肉の萎縮《いしゅく》、認知症状、性格変化、白内障、不整脈、呼吸障害、脂質異常症、前頭部脱毛、良性・悪性腫瘍、糖尿病、高次脳機能障害

◆多発神経炎

手足のしびれ、歩行困難

コラム

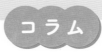

睡眠中にこむら返りが起きやすいのはなぜ？

こむら返りが「夜、眠っているとき」に起きやすいのには以下の理由があります。

第１に、日中の筋肉疲労の影響で、腱紡錘の働きが落ちやすいことです。

第２に、布団を掛けるとつま先が伸び、ふくらはぎの筋肉が縮んだ状態になることです。ここに足先の冷えが加わると、少しのきっかけで過剰収縮が起きやすくなります。

そして第３の理由は水分不足です。睡眠中はコップ１杯分の発汗がありますから、就寝前にあらかじめコップ１杯の水を飲んでおくと、有効な予防策になります。

2章

つらい症状を和らげる「筋肉伸ばし」&未然に防ぐ「筋肉ほぐし」

— 痛む筋肉でわかる緊急対処法 —

こむら返り 腓腹筋 には「ひざ裏伸ばし」

◆ 腓腹筋《ひふくきん》

ふくらはぎのふっくらとした外側の部分にある筋肉で、運動時に跳んだり走ったりするときに動きます。つま先立ちや、足で地面を後方に強く蹴《け》り出す動きに使われます。

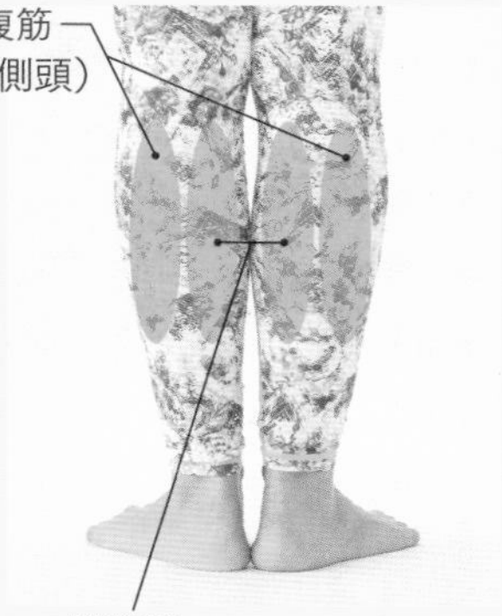

つったときの状態は？

● ふくらはぎがつったとき＝つま先は伸びる

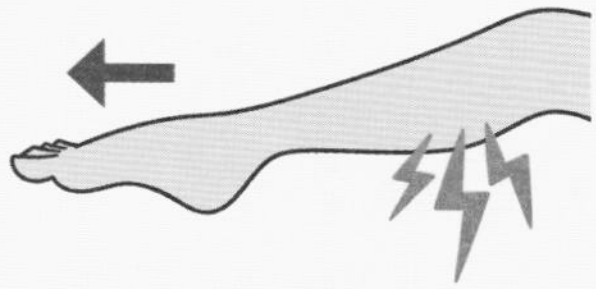

➡P.38「ひざ裏伸ばし」
P.41「ヒラメ筋伸ばし」
で対処

● すね側がつったとき＝つま先は頭側に向く

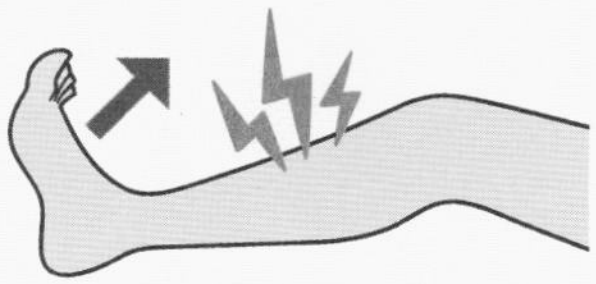

➡P.42「足の甲伸ばし」
で対処

方法

1 手のひざ裏伸ばし

床に座ってつったほうの足を伸ばす。つま先を手でつかんで体側へ引っ張る。

痛みが
引くまで
引っ張る

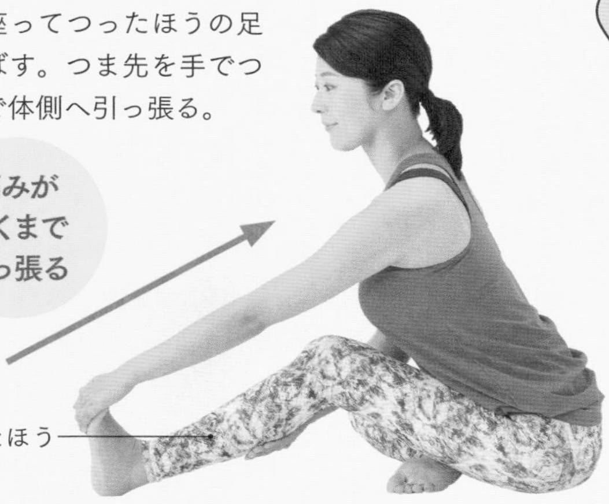

方法

2 タオルのひざ裏伸ばし

床に座ってつったほうの足を伸ばす。つま先にフェイスタオルをかけて両手で体側へ引っ張る。筋肉のつり、痛みが引くまで引っ張る。

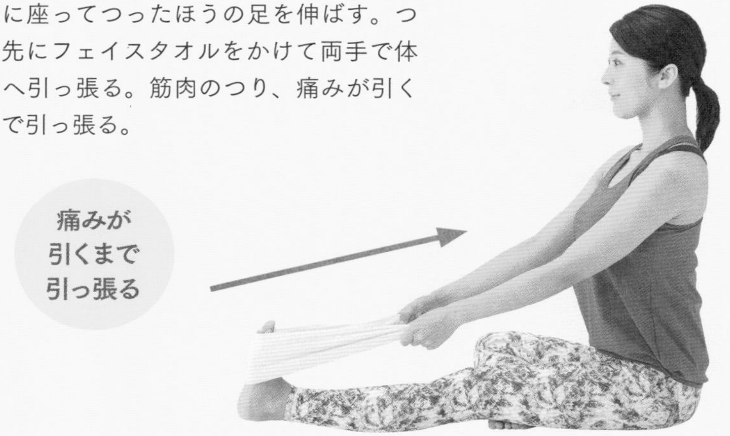
痛みが
引くまで
引っ張る

方法

3 壁のひざ裏伸ばし

つったほうの足の裏を壁につける。ひざを伸ばしてひざ裏をゆっくり伸ばす。筋肉のつり、痛みが引くまで伸ばす。

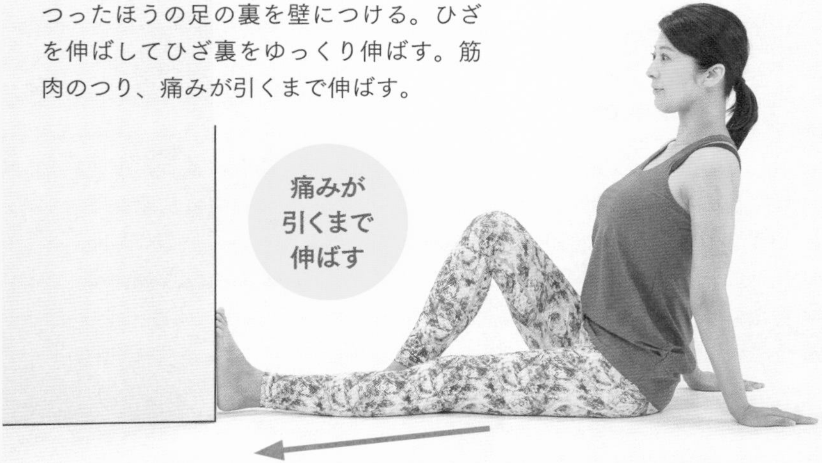
痛みが
引くまで
伸ばす

腓腹筋を鍛える

雑誌ふみふみ

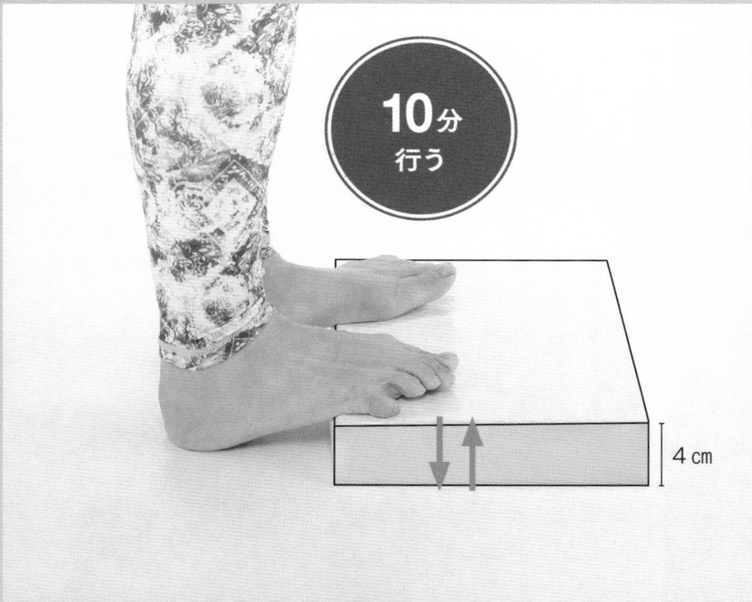

家にある分厚い電話帳や雑誌の束などを4㎝の高さになるまで束ねて重ねます。この上に半分足をのせて、かかとをつけたまま足の裏で10分ふみ続けると、腓腹筋が鍛えられます。軽度のこむら返りのときに行うのでもよいですし、再発防止のために普段から習慣にしてもよいでしょう。

―― 痛む筋肉でわかる緊急対処法 ――

ふくらはぎ内側のつり ヒラメ筋 には「ヒラメ筋伸ばし」

◆ ヒラメ筋

腓腹筋の内側にある筋肉で、外側を腓腹筋に覆われています。立ち仕事をする人にはとても大切な役割を果たします。

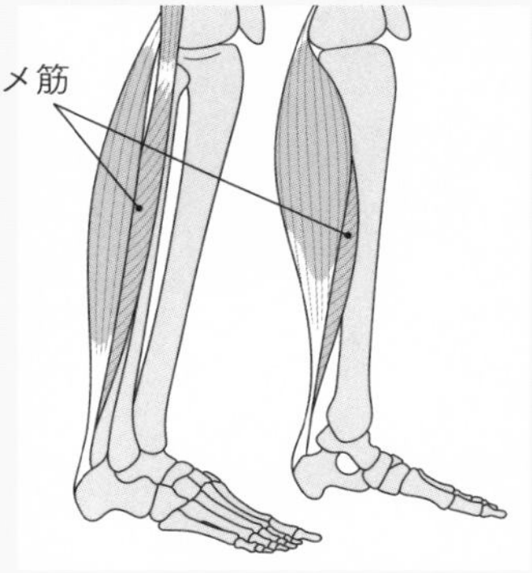

方法

1 壁のヒラメ筋伸ばし

P.39 3 で効果が出なかったときは足を曲げると、ヒラメ筋に作用する。筋肉のつり、痛みが引くまで伸ばす。

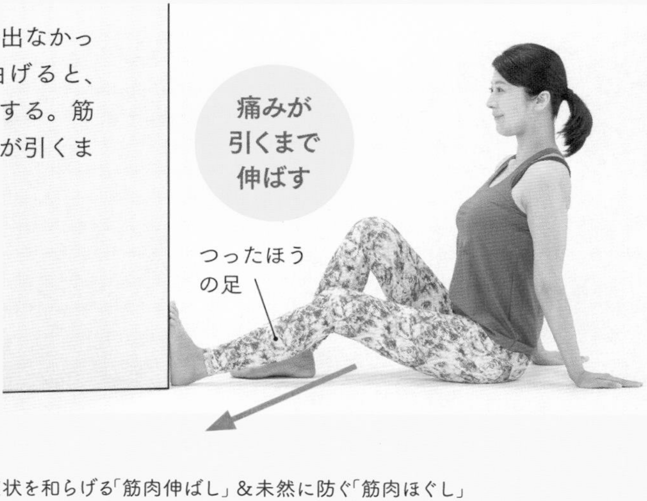

足のすね側のつり 前脛骨筋には「足の甲伸ばし」

◆ 前脛骨筋《げんけいこつきん》

前脛骨筋は、足首からひざにかけてすねについている筋肉です。歩くとき、つま先を持ち上げる筋肉です。

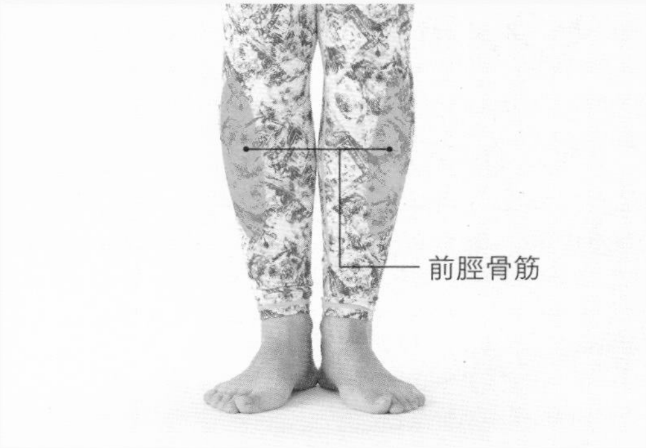

方法

1

座って 足の甲伸ばし

イスに座り、つったほうの足のつま先を床につけて後ろに引く。そのまま足の甲を床につけるようにしてゆっくり伸ばす。筋肉のつり、痛みが引くまで伸ばす。

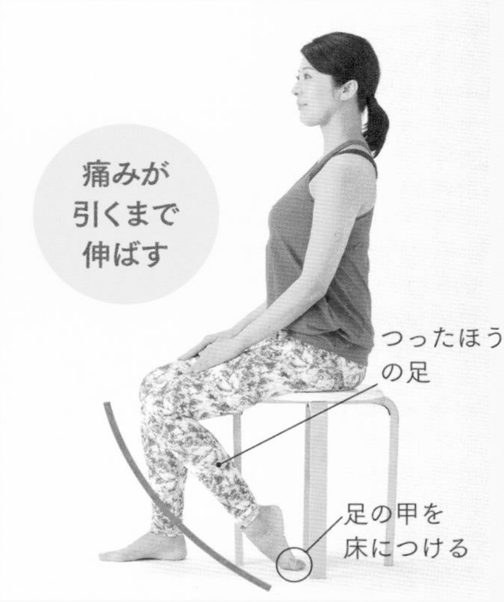
痛みが
引くまで
伸ばす
つったほう
の足
足の甲を
床につける

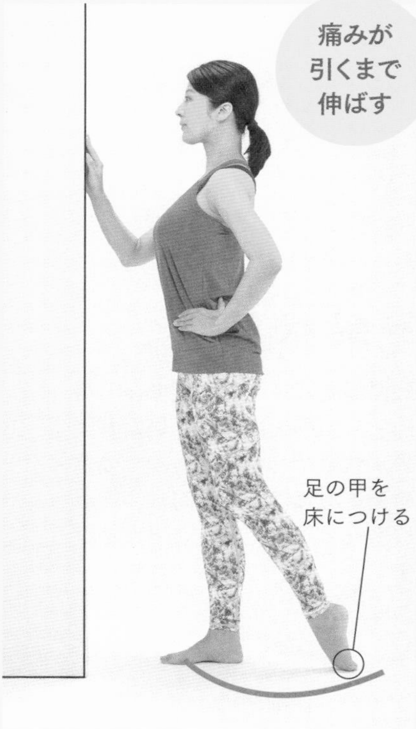
痛みが
引くまで
伸ばす
足の甲を
床につける

方法

2

立って 足の甲伸ばし

手で支えるように壁の近くに立つ。つったほうの足を後ろに引き、足の甲を床につけるようにしてゆっくり伸ばす。筋肉のつり、痛みが引くまで伸ばす。

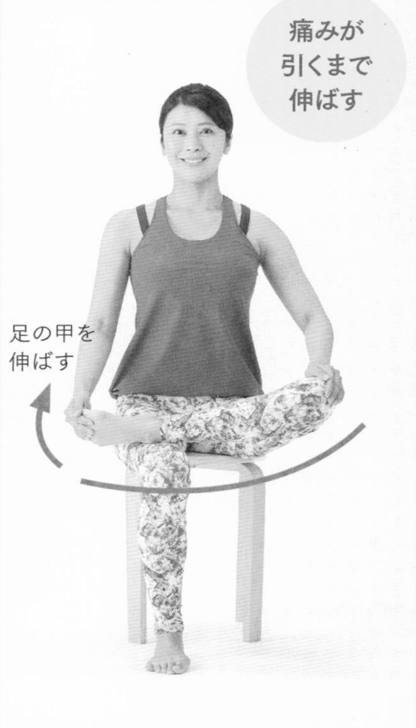
痛みが
引くまで
伸ばす
足の甲を
伸ばす

方法

3

手で 足の甲伸ばし

ベッドやイスに座り、つったほうの足をもう一方の足のひざの上にのせ、手でつま先を持ったら、足の甲をゆっくり伸ばす。筋肉のつり、痛みが引くまで伸ばす。

— 痛む筋肉でわかる緊急対処法 —

お尻のつり 梨状筋 には「梨状筋伸ばし」

◆梨状筋《りじょうきん》

股関節を回旋する役割のある筋肉です。梨状筋が傷ついたり緊張が起きたりした場合、その下を通る坐骨神経を圧迫して神経に沿って痛みが出ることがあります。

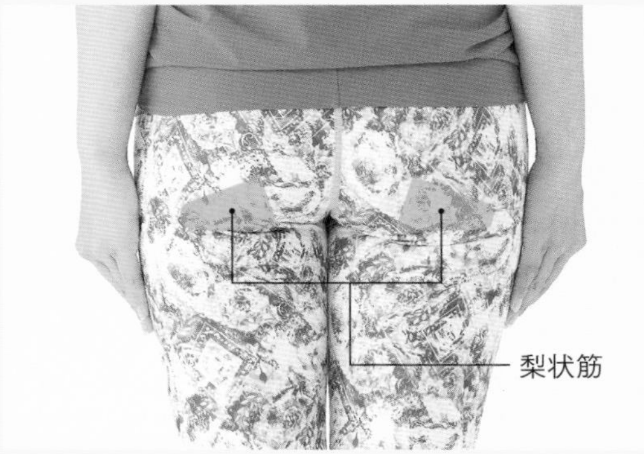

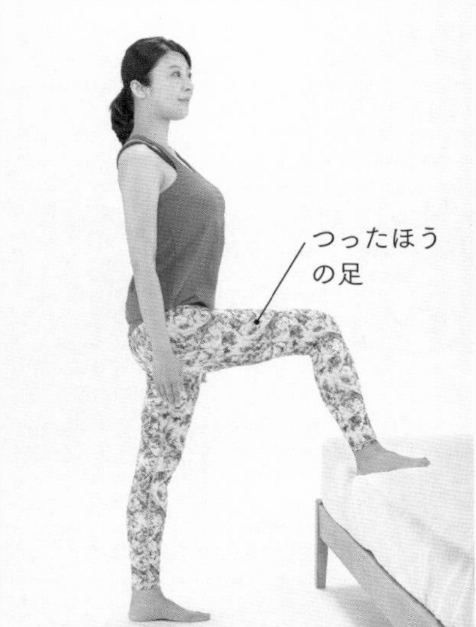

STEP 1

つったほうの足をベッドやイスの上にのせる。

STEP
2

足を内側に倒す。

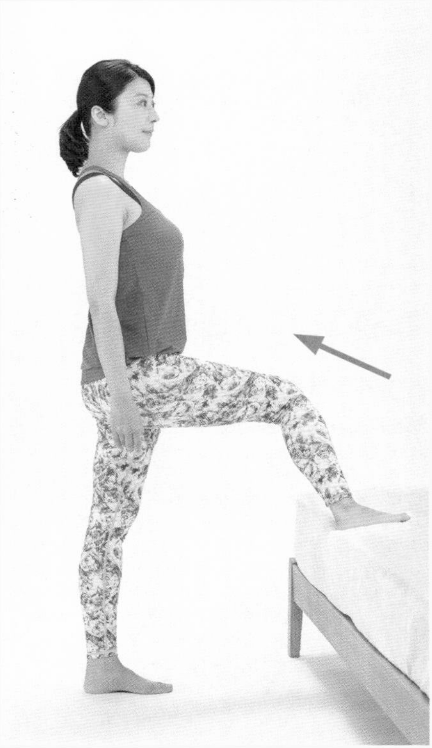

痛みが
引くまで
ひねり続ける

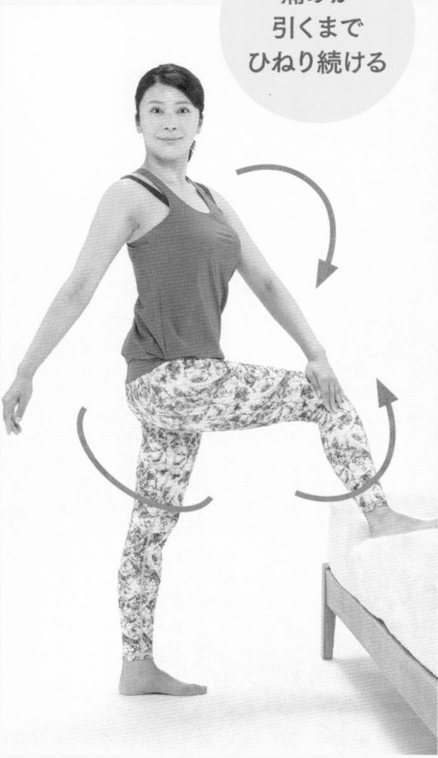

STEP
3

曲げたひざに反対側の手を置く。
ひざを体の内側に倒しながら上半身を曲げた足のほうへひねる。

首・肩のつり 僧帽筋、肩甲挙筋には「僧帽筋・肩甲挙筋伸ばし」

◆ 僧帽筋《そうぼうきん》・肩甲挙筋《けんこうきょきん》

僧帽筋は頸椎と肩甲骨をつなぐ筋肉で、首と肩甲骨を多方向に動かす働きがあります。肩甲挙筋は肩甲骨を上方へと引く動きをします。

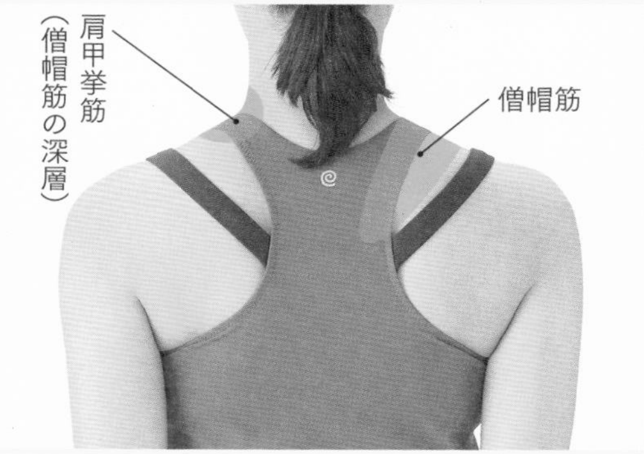

方法 1

つったほうと反対側に顔を傾けて下を向く。

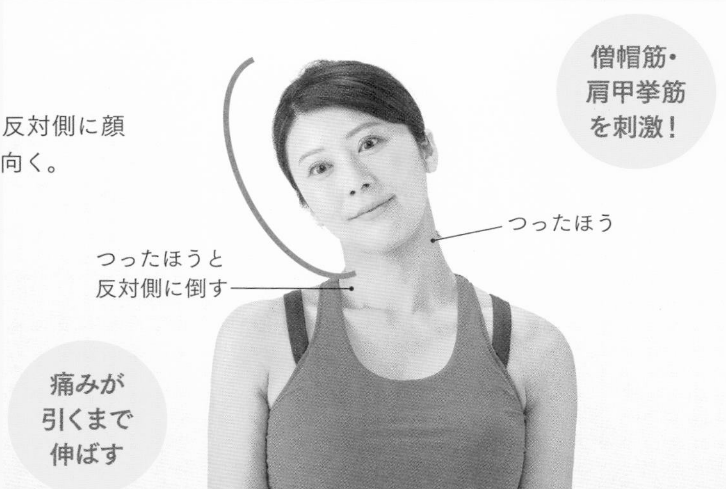
僧帽筋・
肩甲挙筋
を刺激！
つったほう
つったほうと
反対側に倒す
痛みが
引くまで
伸ばす

方法 2

下を向いたまま頭部を手で押し下げ、つった場所を伸ばす。この動きが肩甲挙筋を刺激する。

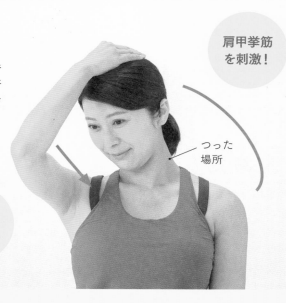

方法 3

後頭部の後ろで手を組み、頭を前に押す。反対に、頭は腕を押すようにして、力を拮抗させる。この動きが僧帽筋を刺激する。

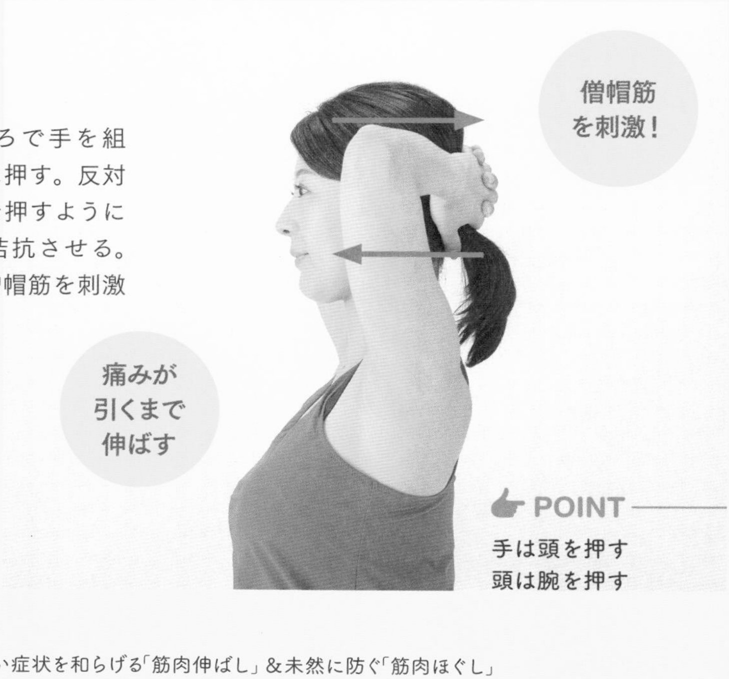

POINT

手は頭を押す
頭は腕を押す

― 痛む筋肉でわかる緊急対処法 ―

胸のつり 大胸筋 には「大胸筋伸ばし」

◆大胸筋《だいきょうきん》

上腕を曲げたり内転させたり、内旋させ（内側に回す）たりする働きがあります。鉄棒にぶら下がって体を引き上げるときなどに使われます。

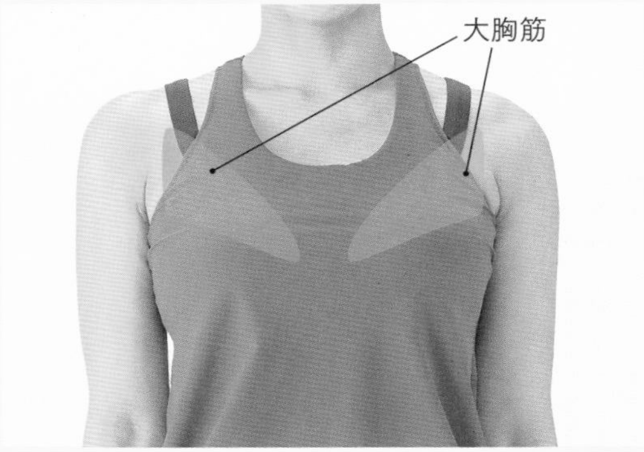

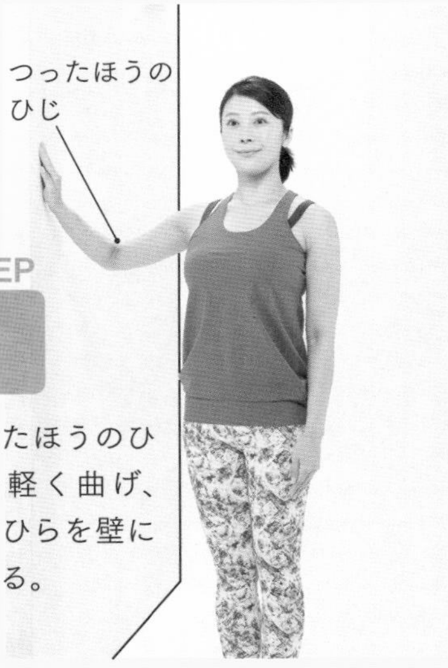

STEP 1

つったほうのひじを軽く曲げ、手のひらを壁につける。

大胸筋
に作用

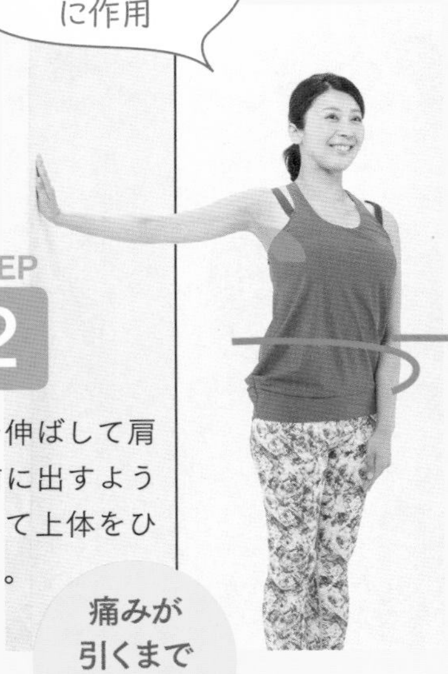

STEP 2

腕を伸ばして肩を前に出すようにして上体をひねる。

痛みが
引くまで
ひねり続ける

STEP
1

つったほうのひじを軽く曲げ、指先は奥に向け、手のひらを壁につける。

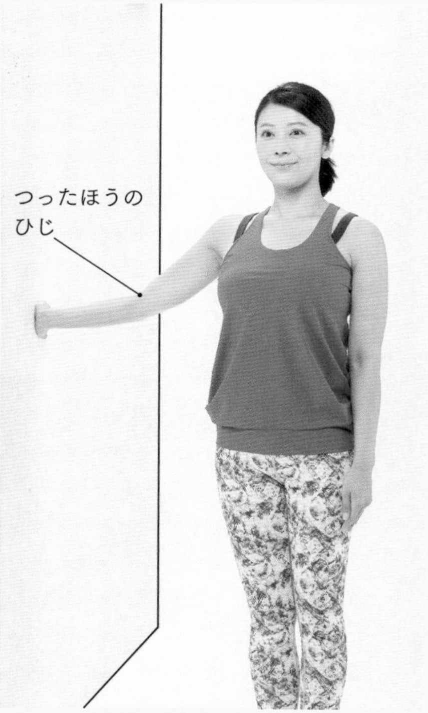

大胸筋上部に作用

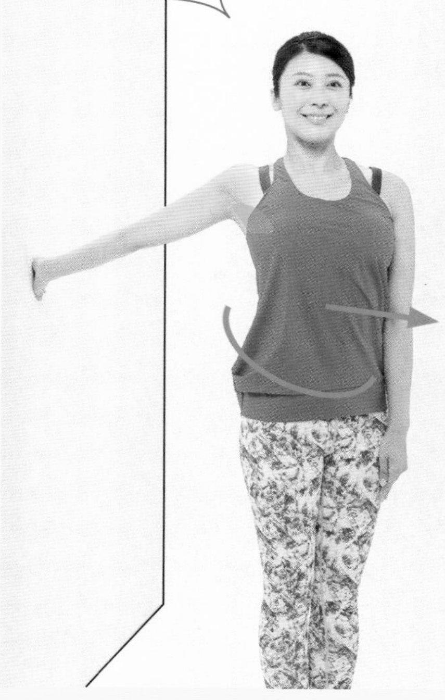

痛みが引くまでひねり続ける

STEP
2

腕を伸ばして肩を前に出すようにして上体をひねる。

背中、腰のつり 広背筋 には

「広背筋伸ばし」

◆広背筋《こうはいきん》

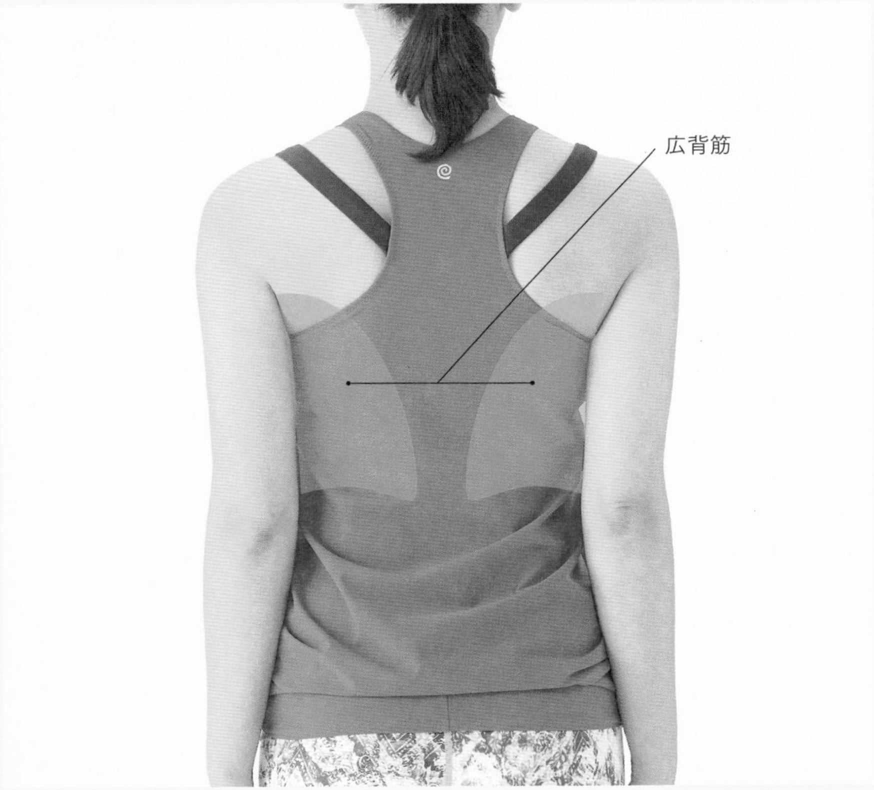

開いた腕を閉じるとき、上腕を後ろに上げたり、また物を引き寄せるときに働きます。

STEP

1

背中や腰のつったほうの手首を反対側の手でつかむ。

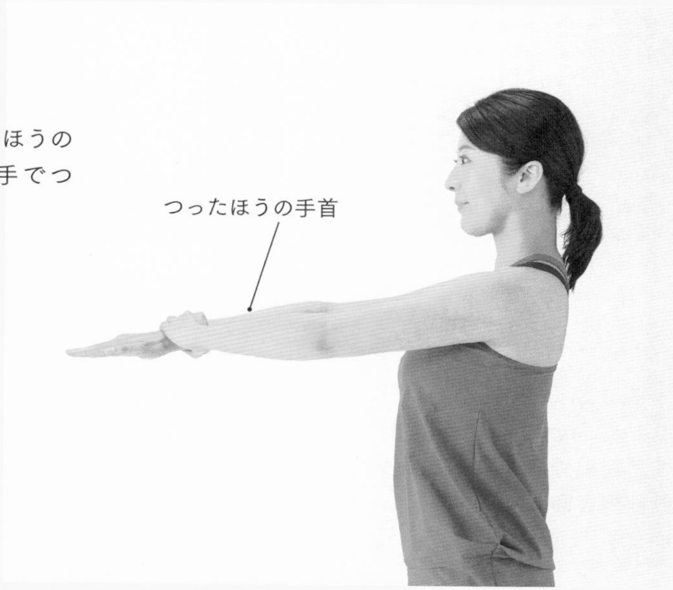
つったほうの手首

STEP

2

背中と腰をやや前傾に上半身を倒して斜めに引っ張る。

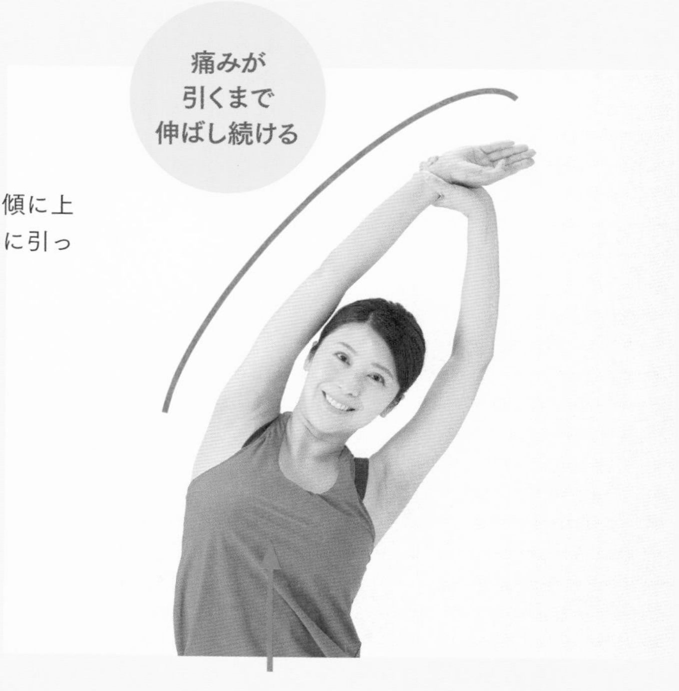
痛みが
引くまで
伸ばし続ける

腕のつり 上腕二頭筋・腕橈骨筋 には
「壁腕筋伸ばし」

◆ 上腕二頭筋《じょうわんにとうきん》・腕橈骨筋《わんとうこつきん》

上腕二頭筋部は前腕を曲げたり、外向きに回す働きをします。腕橈骨筋は肘関節を曲げたり前腕を回したりするときに使います。

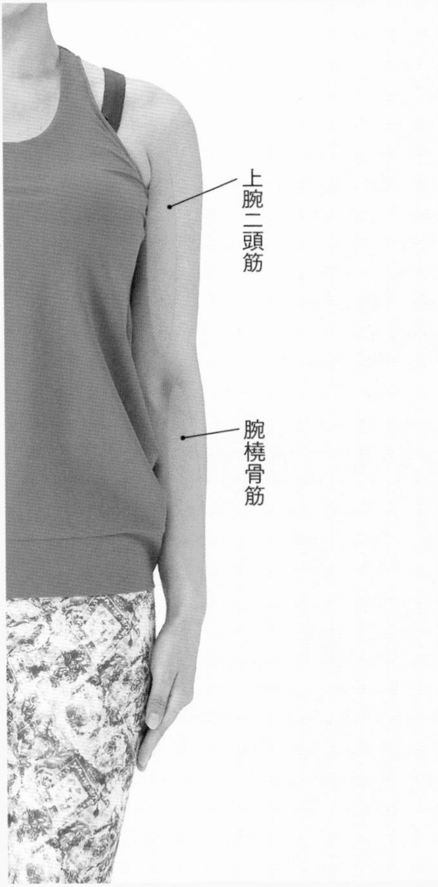

STEP
1

つったほうの腕のひじを、指先を下に向けて伸ばし、壁につける。

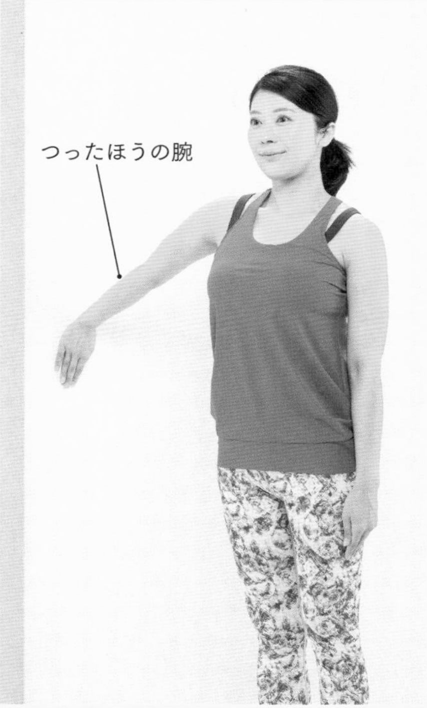

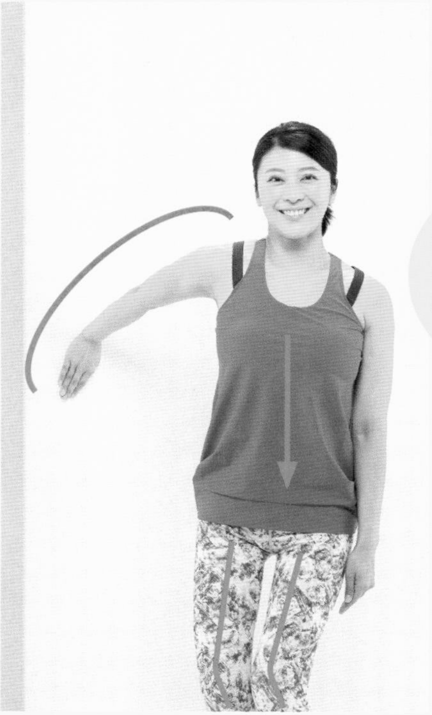

痛みが引くまで伸ばし続ける

STEP
2

ひざを曲げるようにして1の手を斜め下へ引っ張って、背中と腰を伸ばす。

— 痛む筋肉でわかる緊急対処法 —

手指のつりには「手のひら反らし伸ばし」

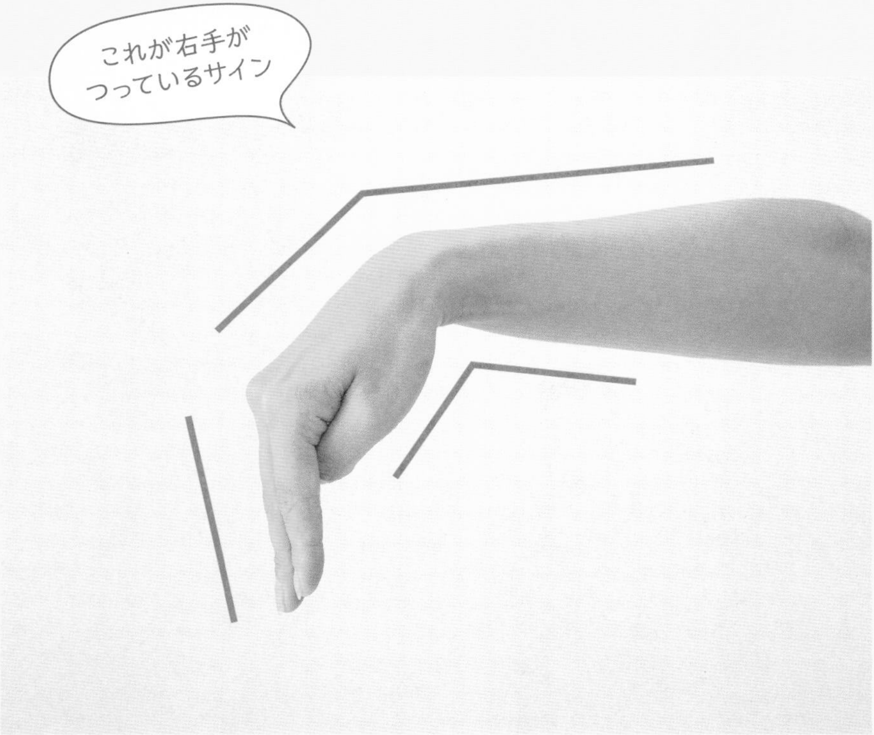

パソコンのマウスを操作することが多いと手指がつることも。指がつっているサインはトルソーサインと呼ばれています。

STEP
1

つっている反対側の手でつっているほうの手の小指と薬指を持ち、ゆっくり反らして10秒キープ。

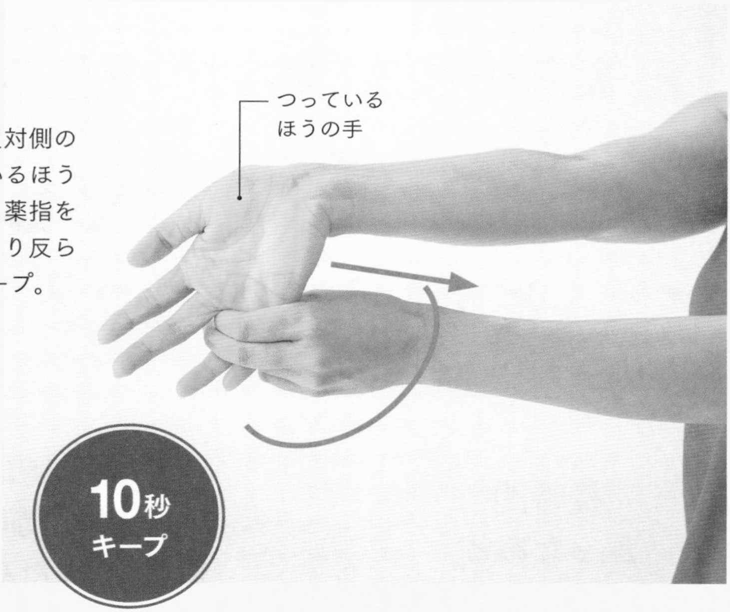

STEP
2

つっている手の親指を反対側の手で持ち、手の甲側へゆっくり反らして10秒キープ。

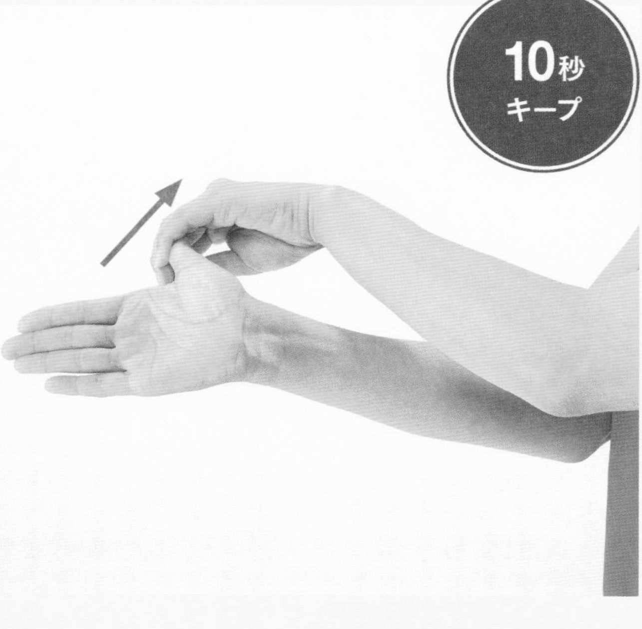

筋肉のつりを未然に防ぐ予防ケア

全身の「筋肉ほぐし」はどんなときに行う？

長時間
座ったあと

長時間
立つ前と
立ったあと

血流を
よくし、
筋力アップ
をはかる

運動する前と
したあと

睡眠前

POINT

「筋肉ほぐし」を始める前に
かならずコップ1杯の水分補給を行うこと。

―― 筋肉のつりを未然に防ぐ予防ケア ――

「太もも裏ほぐし」

STEP
1

深めにイスに座り、背筋を伸ばす。

STEP
2

片足のひざをまっすぐ伸ばして下ろす。30回繰り返す。

STEP
3

反対側の足も同様に。

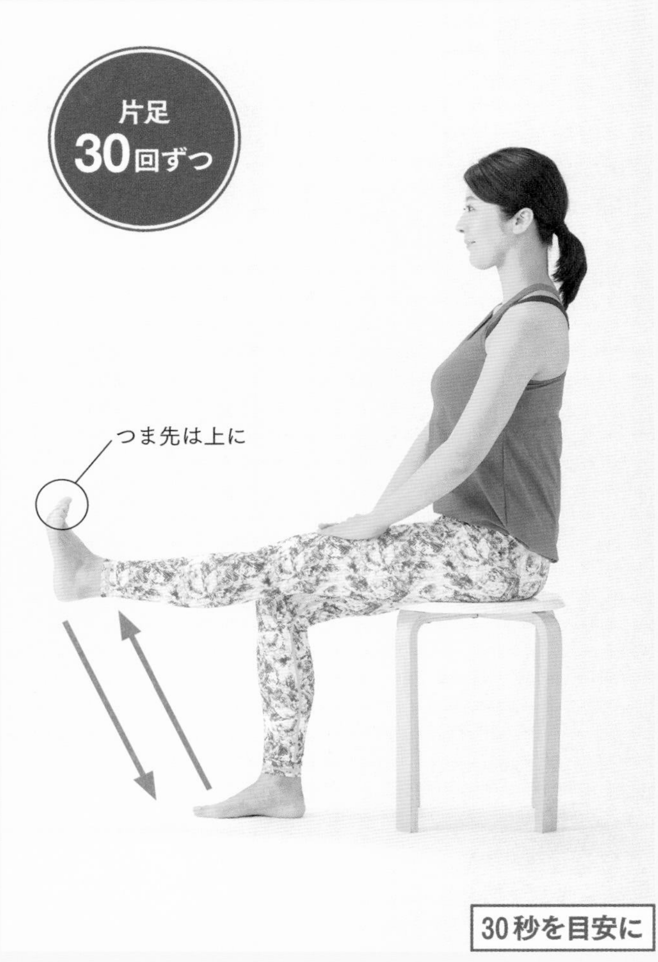

30秒を目安に

― 筋肉のつりを未然に防ぐ予防ケア ―

「ふくらはぎほぐし」

STEP 1

イスに片足をのせて、のせたほうの足のひざに両手を置く。

STEP 2

1の足に重心をかけ、1とは反対側の足のふくらはぎとひざの裏が伸びていることを確認したら、30秒キープ。

STEP 3

足を入れ替えて反対側の足も行う。

片足ずつ 30秒 キープ

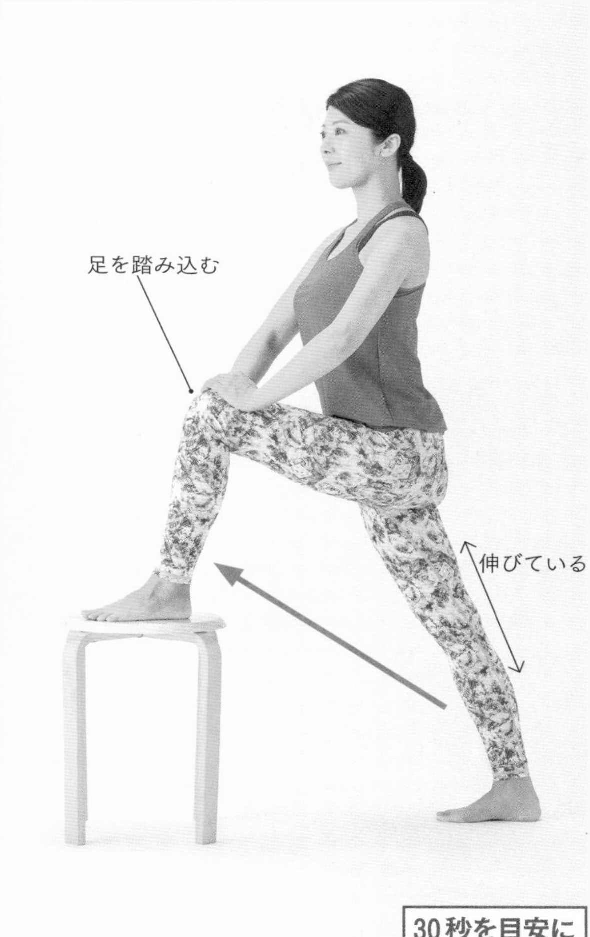

— 筋肉のつりを未然に防ぐ予防ケア —

「腓腹筋アップトレ」

STEP 1

ひざを伸ばしたまま、
かかとを上げる。

STEP 2

かかとを下ろす。1 2
を1セット10回行う。

**10回
行う**

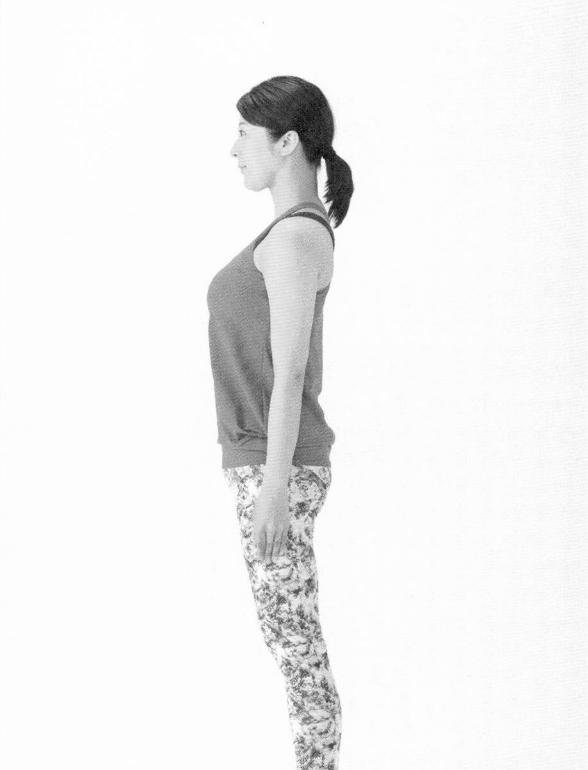

30秒を目安に

―― 筋肉のつりを未然に防ぐ予防ケア ――

「ヒラメ筋アップトレ」

STEP **1**

ひざを軽く曲げて、かかとを上げる。

STEP **2**

かかとを下ろす。1 2 を1セット10回行う。

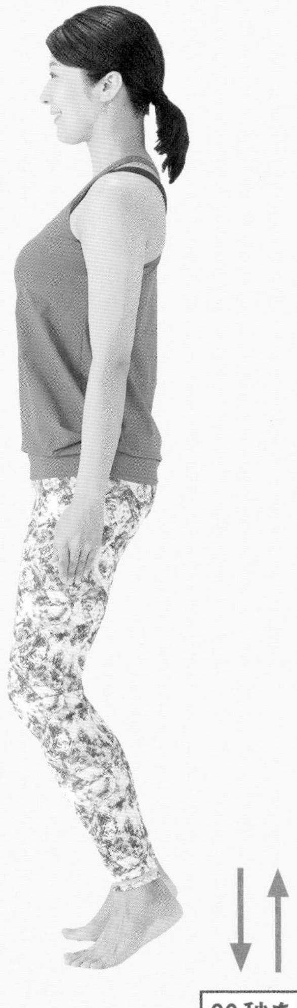

10回 行う

30秒を目安に

— 筋肉のつりを未然に防ぐ予防ケア —

「股関節と太ももほぐし」

STEP 1

起立の姿勢から、大きく片足をふみ出す。

STEP 2

ふみ出した足の太ももに両手を置く。後ろ足のひざを床近くまで下ろし、30秒キープ。

STEP 3

足を入れ替えて反対側の足も行う。

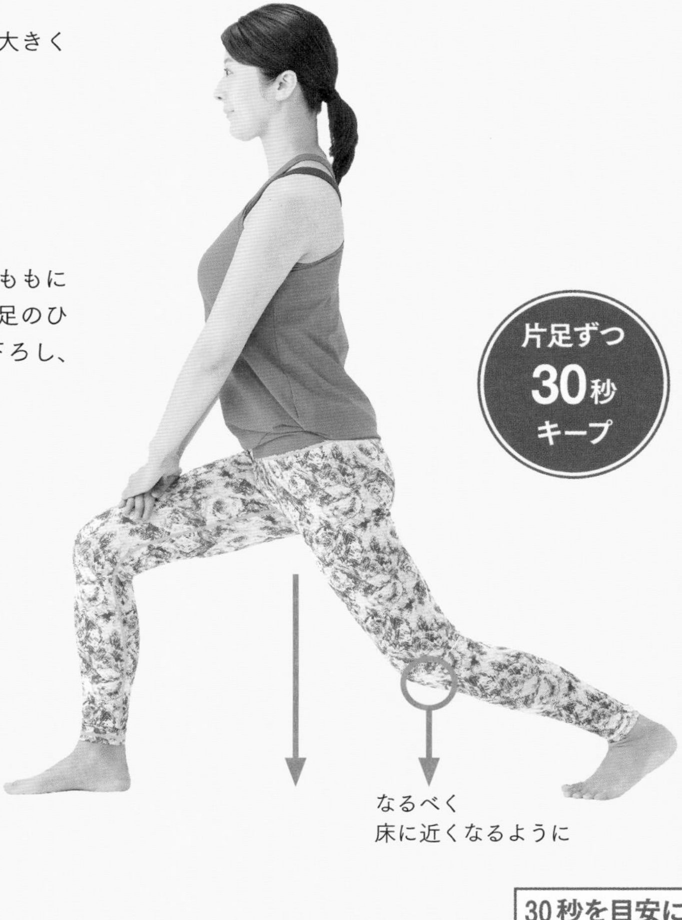
片足ずつ
30秒
キープ
なるべく
床に近くなるように

30秒を目安に

― 筋肉のつりを未然に防ぐ予防ケア ―

「足首ほぐし」

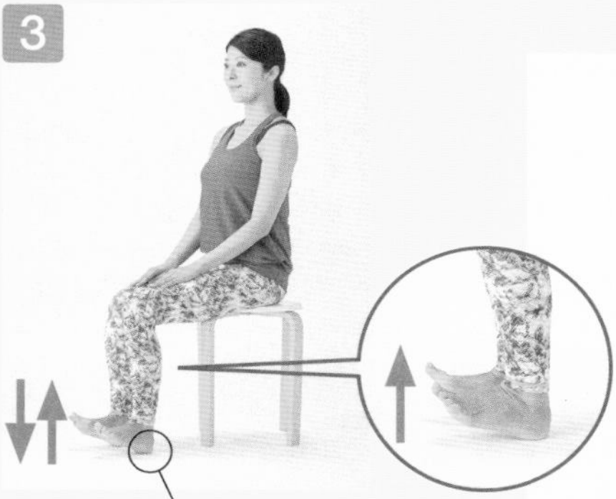
3
かかとを
床に
拡大

STEP
1

深めにイスに座って、背筋を伸ばす。

STEP
2

つま先を床につけ、両足のかかとをゆっくり上げ下げする。

STEP
3

かかとをつけたままで両足のつま先をゆっくり上げ下げする。
2 3 を交互に30回繰り返す。

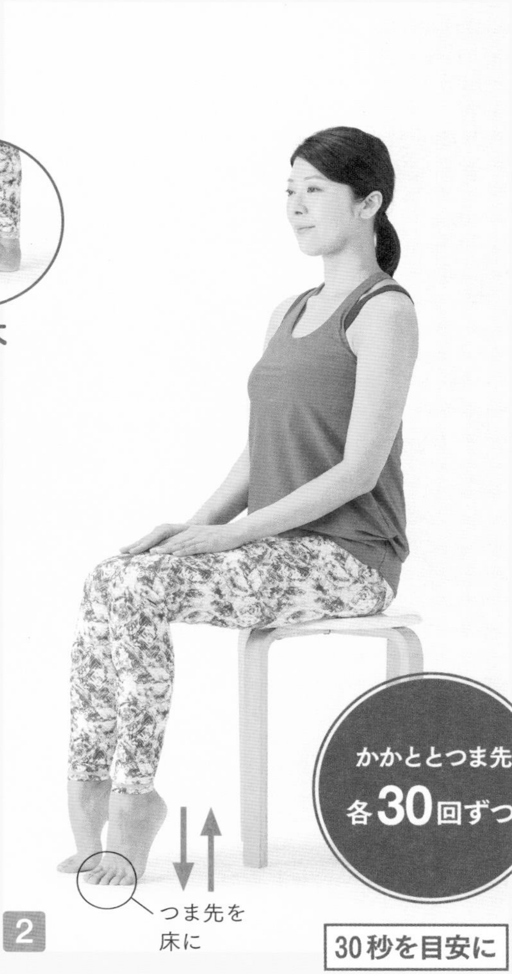
2
つま先を
床に
かかととつま先
各30回ずつ
30秒を目安に

— 筋肉のつりを未然に防ぐ予防ケア —

「ふくらはぎマッサージ」

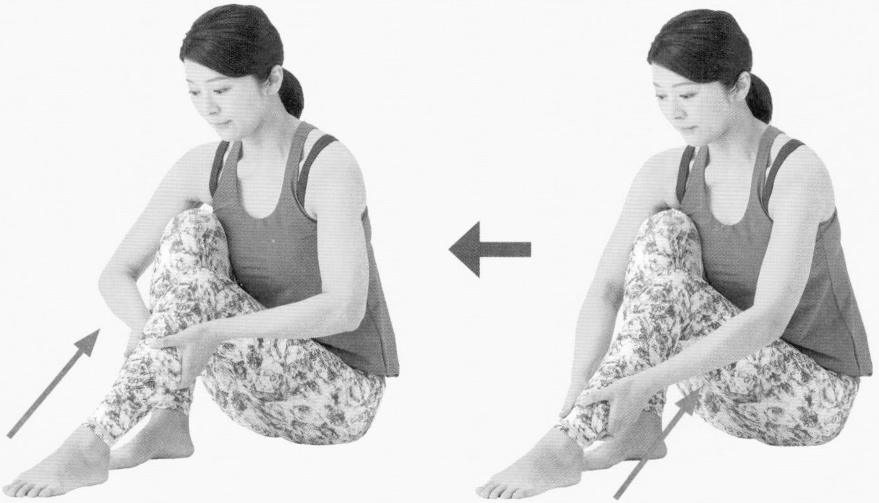

STEP 1

床に腰を下ろしてひざを立てる。足首からひざ裏にかけてふくらはぎを両手でほぐす。

STEP 2

足を入れ替え、反対側の足も同様に。

片足ずつ 各30秒

30秒を目安に

睡眠前の「足首固定」

P.110で詳しく説明しますが、寝る前に足首を固定するのはこむら返り予防に役立ちます。

STEP 1

包帯を親指側から足裏、小指、足の甲の順に向かって2周分巻く。

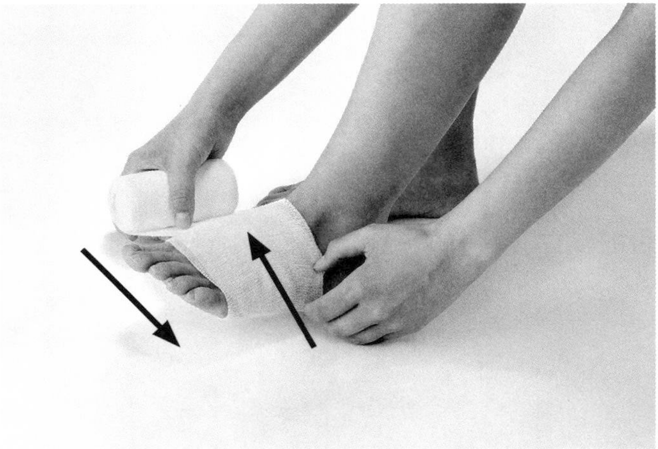

STEP 2

足首を曲げたままの状態で、小指側から足首を通ってアキレス腱のほうに巻いていく。

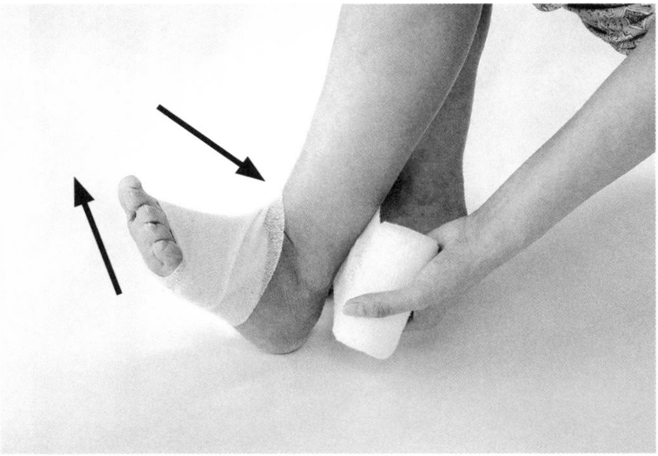

STEP
3

足首で交差させ、8の字に何度も巻いて、足を固定させる。

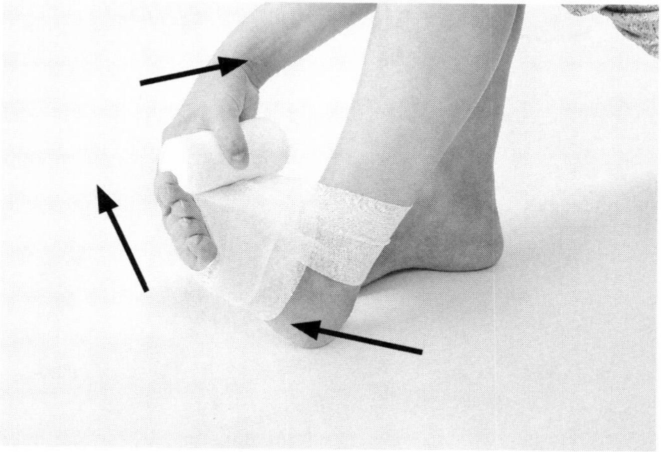

STEP
4

足首まで巻いたらサージカルテープで止め、完成。

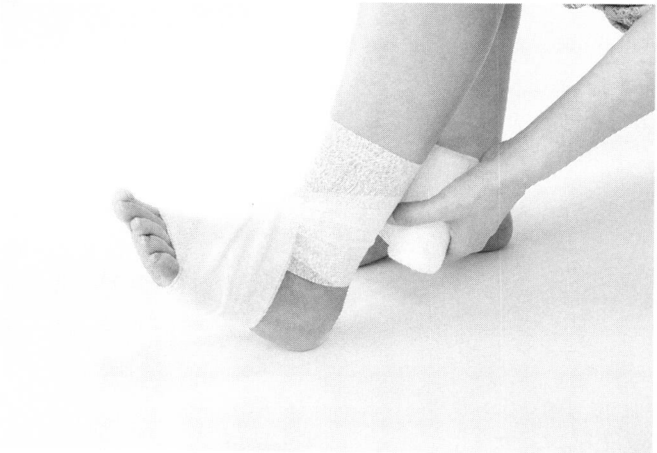

—— 筋肉のつりを未然に防ぐ予防ケア ——

筋肉のコルセットをつくる「3分筋肉ほぐし」

1回3分を週5回

P.57 ～ 63までの30秒でできる「筋肉ほぐし」より少しハードですが、がんばってやってみましょう。

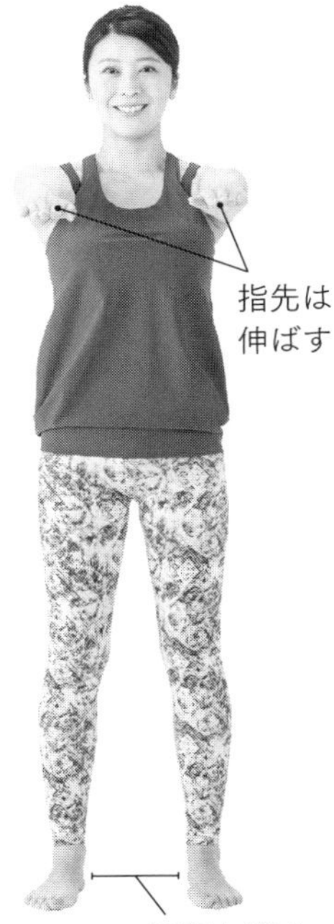
指先は
伸ばす
肩幅に開く

STEP 1

まっすぐ立ち、両腕を伸ばし肩の高さまで上げる。

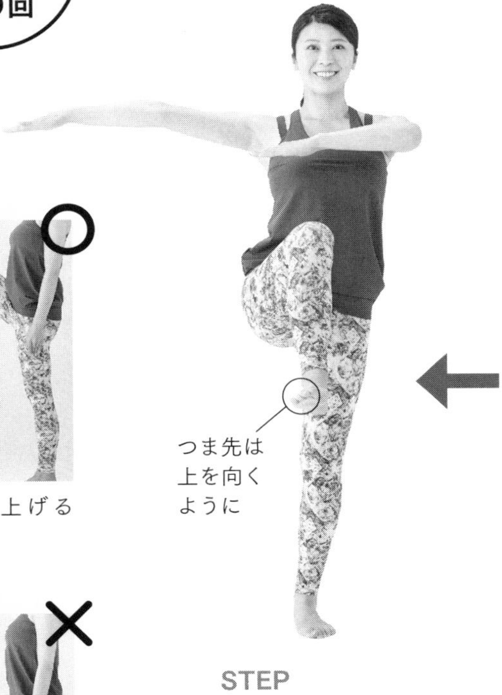
つま先は
上を向く
ように

STEP 2

上げた腕を右側に振って、同時に右足のひざを腰の高さまで上げる。

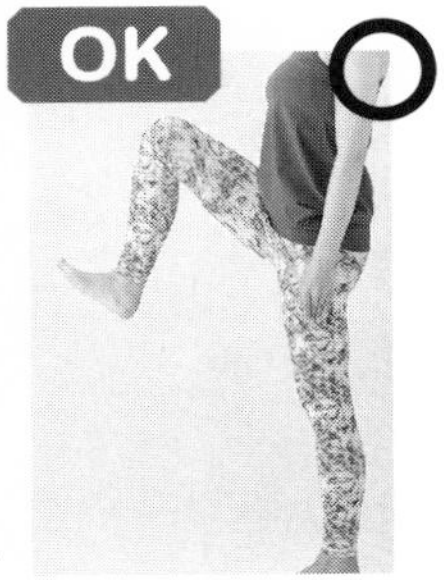
OK

90度以上上げること

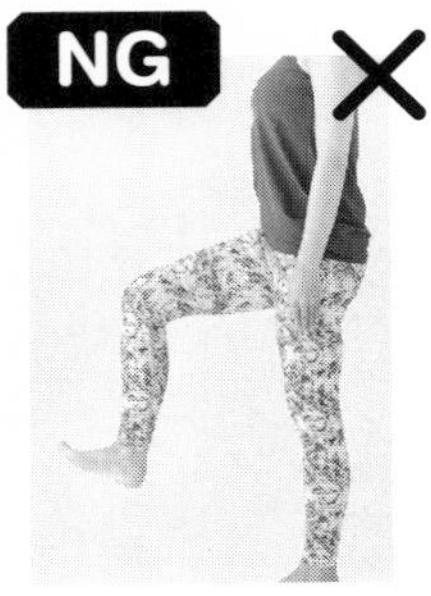
NG

頑張って90度以上上げましょう！

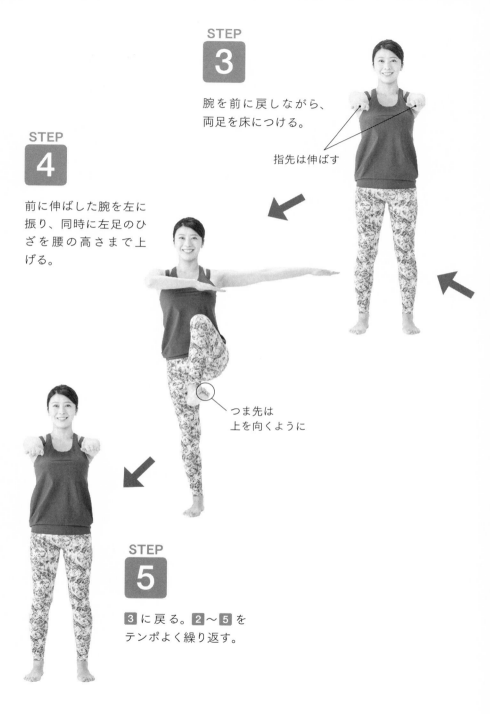

STEP 3

腕を前に戻しながら、
両足を床につける。

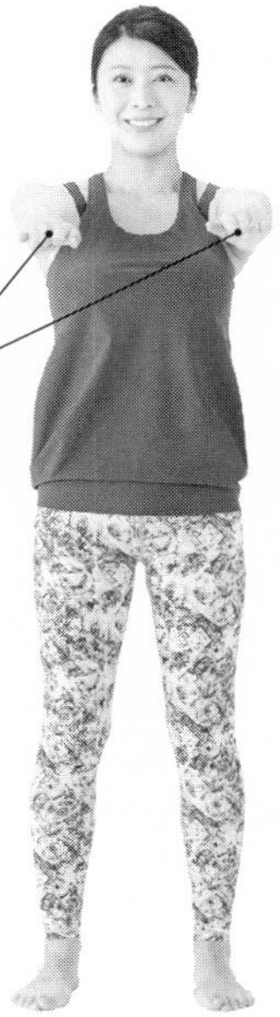

STEP 4

前に伸ばした腕を左に
振り、同時に左足のひ
ざを腰の高さまで上
げる。

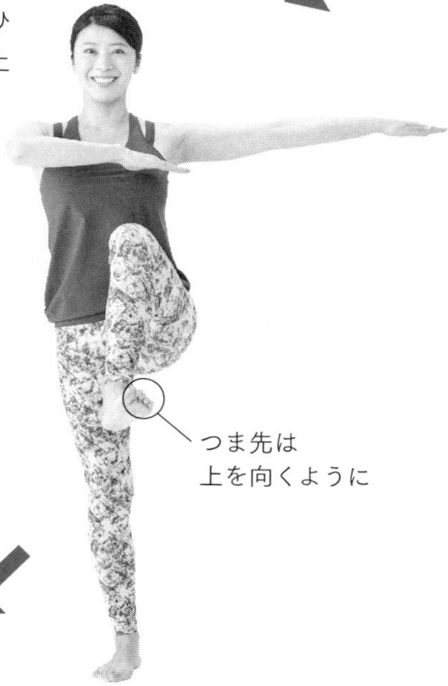

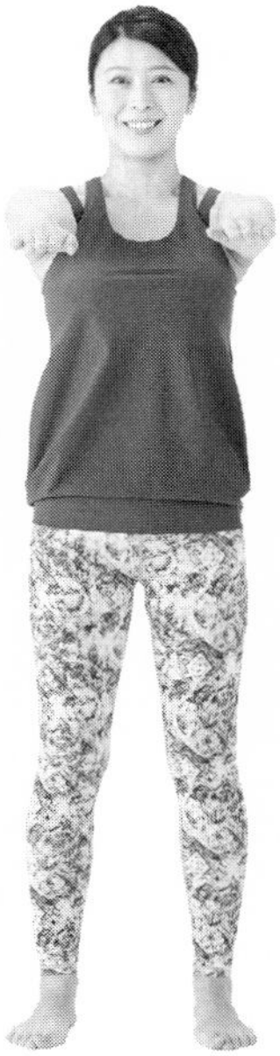

STEP 5

3に戻る。2〜5を
テンポよく繰り返す。

持病がある人のための予防ケア

持病がある人はどんなことに気を付ければいい？

絶対に
無理をしない

かならず
主治医に
相談を

補助的に
「筋肉伸ばし」
「筋肉ほぐし」
などの動きを

しっかり
治療を
しながら

注意点

血流をよくする「筋肉伸ばし」「筋肉ほぐし」などは、どれも危ない動きではありませんが、持病がある人は、かならず主治医に相談してから行ってください。

持病の治療はしっかりと行い、それと並行して「筋肉伸ばし」「筋肉ほぐし」などの動きを続けて下さい。

スポーツをする人や妊娠中の人、人工透析をしている人は体のミネラルバランスが崩れてきている可能性があります。「筋肉伸ばし」「筋肉ほぐし」などの動きを行うとともに、食生活の見直しを。

調子がよくなってきた人は、筋肉が緊張しないように、休み休み行うようにしましょう。

持病がある人のための予防ケア

糖尿病の人はこんなふうにつる

◆網膜症

高血糖で目の毛細血管が傷つくと、目にさまざまな異常が現れます。もっとも多いのが網膜症です。眼球の裏側で光を感知する「網膜」に酸素や栄養が届かないため、視力が低下し、進行すると失明に至ります。日本では、年間約3000人の糖尿病患者が視力を失っています。そのほか、白内障にかかる糖尿病患者も多数存在します。

◆神経障害

高血糖により、末梢血管の血流が悪くなって酸素や栄養が行き届かず、神経の障害が引き起こされます。初期症状は筋肉のつり、筋肉の萎縮《いしゅく》や筋力の低下、立ち眩《くら》み、手足のしびれ、感覚の麻痺など。進行すると、少しのケガでも下肢に壊疽《えそ》を起こし、足を切断せざるを得ない事態に至ることも。

3大合併症が影響していることも

◆腎症

高血糖がおよそ20年にわたって続くと、腎臓の毛細血管も働かなくなります。すると、血液をろ過して栄養素やミネラルだけを残し、老廃物を排出するという腎臓の機能がダウンしてしまいます。そうなると、血液をいったん体外に出し、老廃物を取り除いてから体内に戻す「人工透析」を受けなくてはならなくなります。

高血糖状態が続き、つりやすい血管に！

インスリンが働かなくなり、高血糖が続いてしまう糖尿病になると、動脈硬化が促進されて血流が悪化し、こむら返りやつりが頻繁に起こります。糖尿病になって傷んだ血管は末梢部分から障害を起こし、末梢神経、眼球、腎臓などで合併症が引き起こされます。早めに治療を受け、食事療法や運動療法で高血糖を改善しましょう。あわせて、指先やつま先の血流を促進して末梢血管の働きをアップさせると、つりの予防に役立ちます。

だから、血流をよくする「筋肉伸ばし」を！

P.72へ

─ 持病がある人のための予防ケア ─

糖尿病の人に「つま先伸ばし」

1日
3セット
（朝・昼・晩）

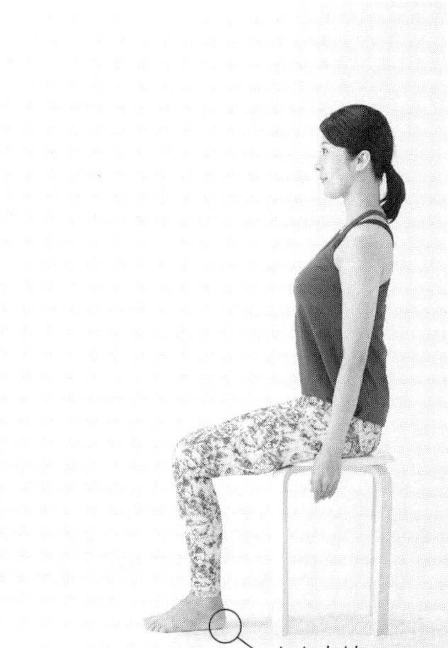

STEP
1

背筋を伸ばしてイスに座る。このとき、かかとは床につける。

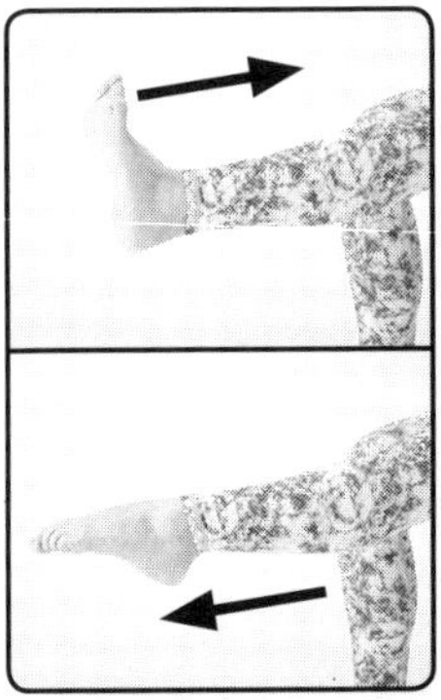

片足
10回ずつ
で1セット

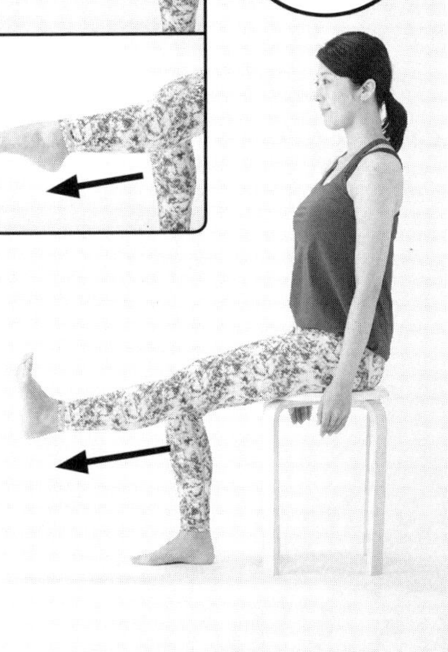

STEP
2

片足を伸ばして10回足首を曲げ伸ばしする。もう片方の足も同様に。片足10回ずつで1セット。

― 持病がある人のための予防ケア ―

糖尿病の人に「手の先伸ばし」

1日
3セット
（朝・昼・晩）

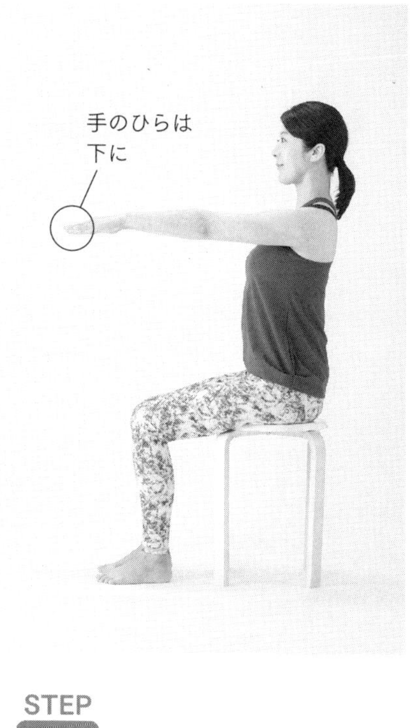

STEP
1

イスに座り、両手をまっすぐ前に伸ばす。このとき、手のひらは下に向ける。

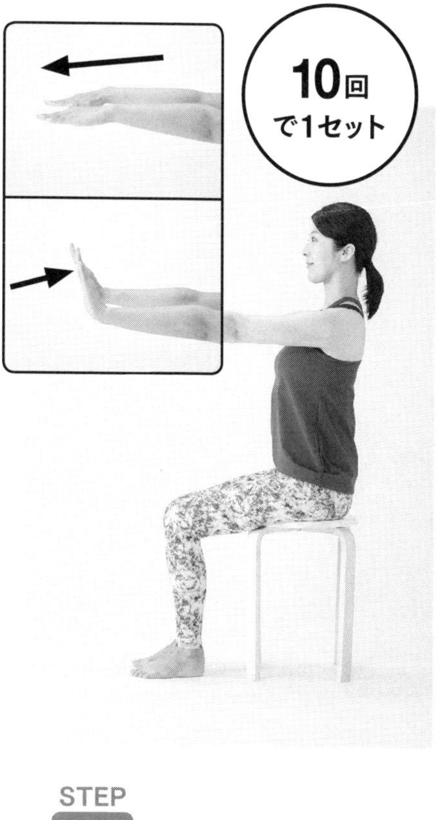

STEP
2

手首を曲げ、手のひらを正面へ向ける。腕を伸ばしたまま、手のひらを元に戻す。 10回で1セット。

持病がある人のための予防ケア

椎間板ヘルニアの人はこんなふうにつる

◆側面から見た腰椎

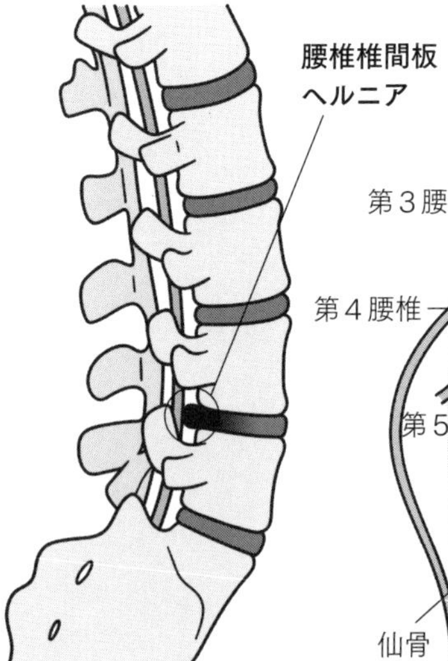

◆前から見た腰椎

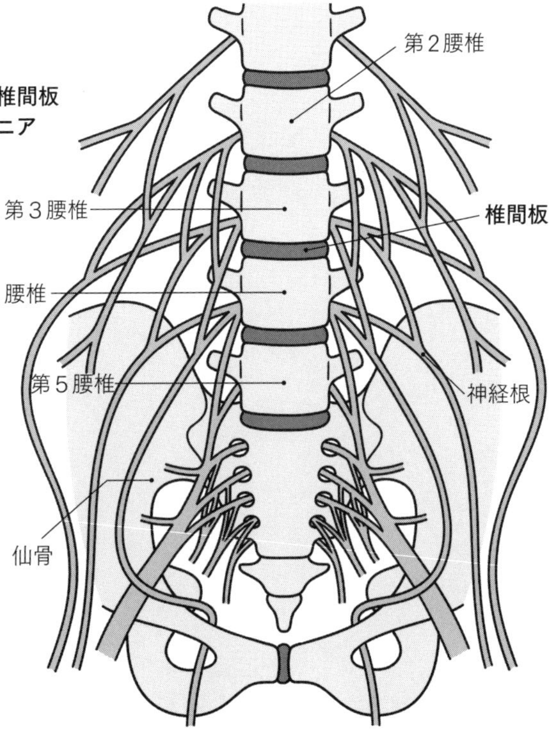

飛び出した髄核が近くを通る神経を圧迫！

椎間板の中にある「髄核《ずいかく》」という組織が飛び出して神経を圧迫し、足腰に痛みやしびれが起こるのが椎間板ヘルニアです。

これが腰椎の４番と５番の間で発症すれば「すね」がつりやすくなります（P.30）。対して、５番と仙骨の間で起これば、ふくらはぎがつりやすくなります。

前傾姿勢は、腰椎の前側が縮んでさらに神経を圧迫するので、上体を反らすエクササイズが有効です。体幹を鍛えることも、腰の負担軽減につながります。

だから、
背筋や腹筋を鍛える筋肉伸ばしを！

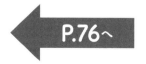

P.76へ

— 持病がある人のための予防ケア —

椎間板ヘルニアの人に「腕立て腰反らし」

1日
2セット
(朝・晩)

※腰部脊柱管狭窄症など、椎間関節に障害のある人は症状が悪化する恐れがあるので、行わないでください。

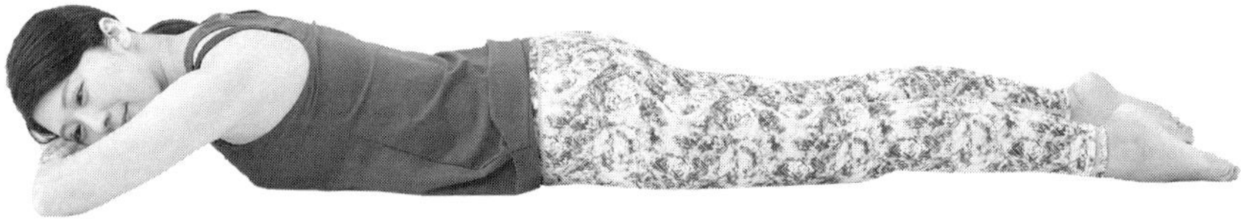

STEP
1

30秒間うつ伏せになる。

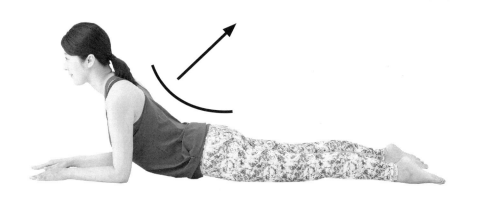

STEP
2

両ひじを床につき、少しずつ状態を反らす。反らした状態で30秒キープしたら、ゆっくりと1へ戻す。これを朝晩１回ずつ行う。

― 持病がある人のための予防ケア ―

椎間板ヘルニアの人に「背骨伸ばし」

1日
2セット
（朝・晩）

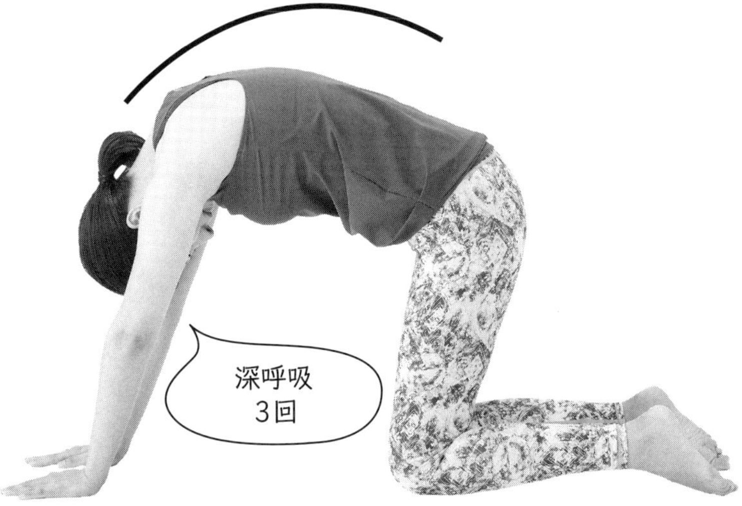

STEP
1

床に手のひらと両ひざをつけて、ゆっくりと息を吐きながら背中を丸める。深呼吸を３回行う。

12を5回で1セット

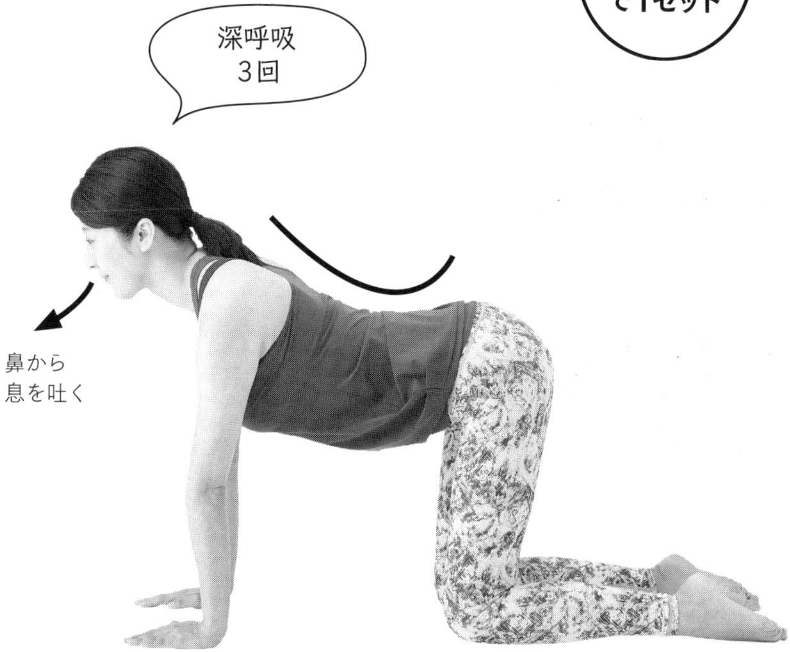

STEP 2

顔を前に向け、ゆっくりと鼻から息を吐きながら、背中を反らす。深呼吸を3回行う。12を5回繰り返して1セット。

— 持病がある人のための予防ケア —

椎間板ヘルニアの人に「手足交互伸ばし」

1日
2セット
（朝・晩）

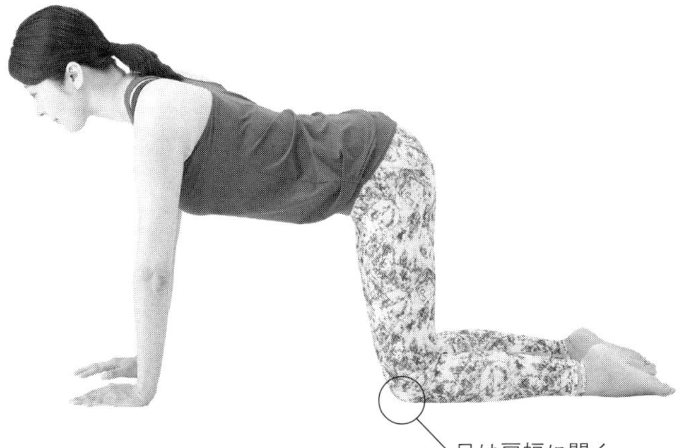

足は肩幅に開く

STEP
1

床に手のひらと両ひざをつけて四つん這《ば》いになる。足は肩幅に開く。

NG

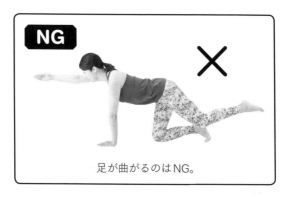

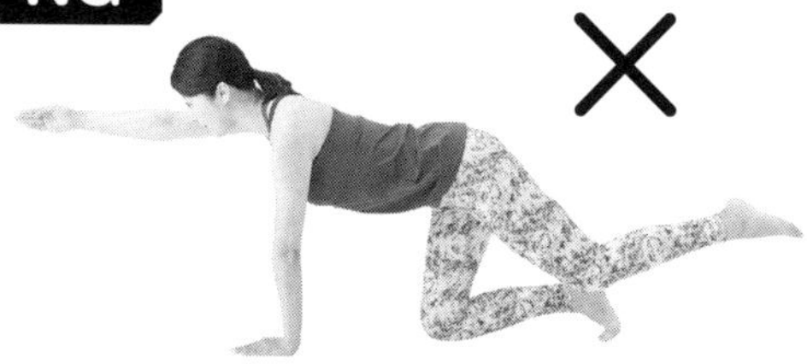

足が曲がるのはNG。

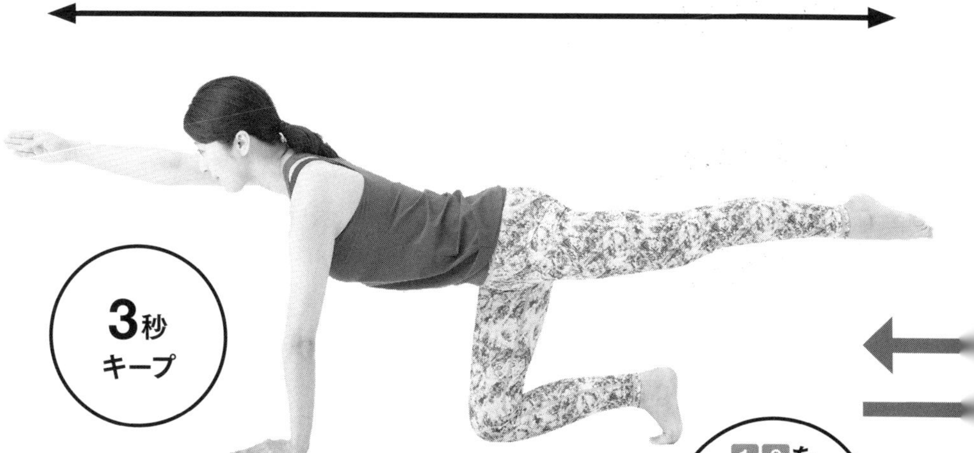

3秒
キープ

STEP

2

1 2 を
右・左の順に
5回
で1セット

右手と左足が床と平行になるよう、ゆっくり伸ばし、3秒キープ。ゆっくり手足を戻し、1の姿勢に。次に左手と右足で同様の動きを行う。1 2を右・左の順に5回行うのが1セット。

持病がある人のための予防ケア

腰部脊柱管狭窄症の人はこんなふうにつる

◆腰部脊柱管《せきちゅうかん》狭窄症のしくみ

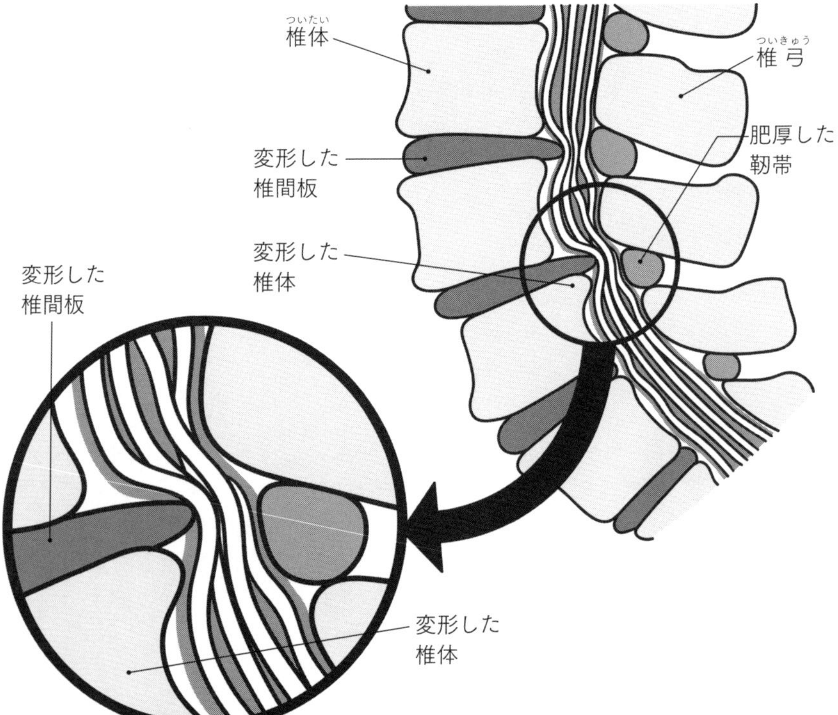

脊柱管を通る神経や血管が圧迫される！

腰椎の中にある「脊柱管」が細くなり、中を通る神経や血管が圧迫される病気です。腰痛、足やお尻の痛みやしびれ、歩くと足が痛む間欠性跛行などの症状が現れます。また、患者の７割はこむら返りにも悩まされます。そのほとんどが就寝中に、頻繁《ひんぱん》に起こります。ふくらはぎに次いですねもつる、というように、連鎖的な「つり」を起こすケースもあります。対策は、脊柱管を広げて血流をよくすることです。腰を丸めると痛みが和らぎます。

だから、

反らすことによる腰痛やこむら返りを予防する筋肉伸ばしを！

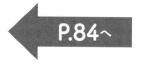

P.84へ

― 持病がある人のための予防ケア ―

腰部脊柱管狭窄症の人に「あおむけひざ抱え」

1日
2セット
（朝・晩）

POINT

枕では高すぎるので、フェイスタオルを３枚ほど重ねて頭の下に敷く。イスを用意しておく。

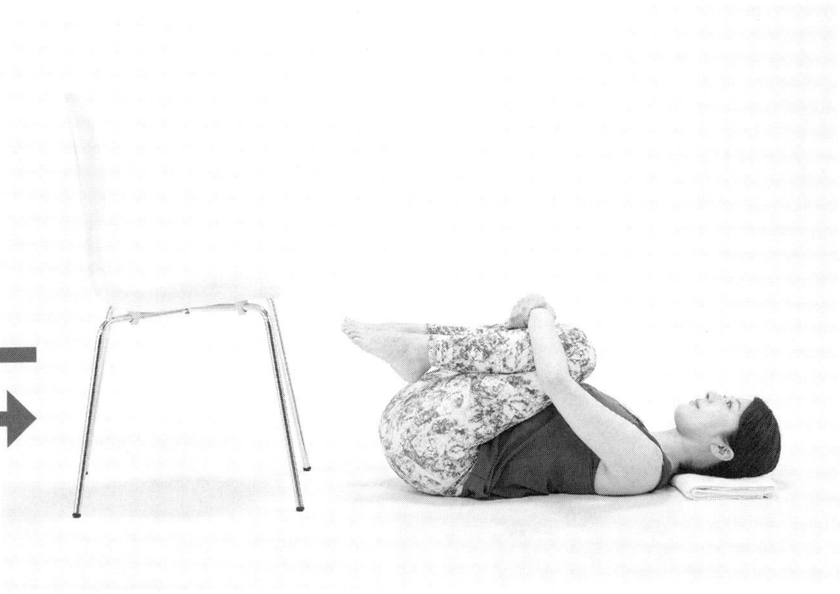

STEP
1

両ひざを軽く抱え、床の上にあおむけになる。

痛み・しびれが強いとき

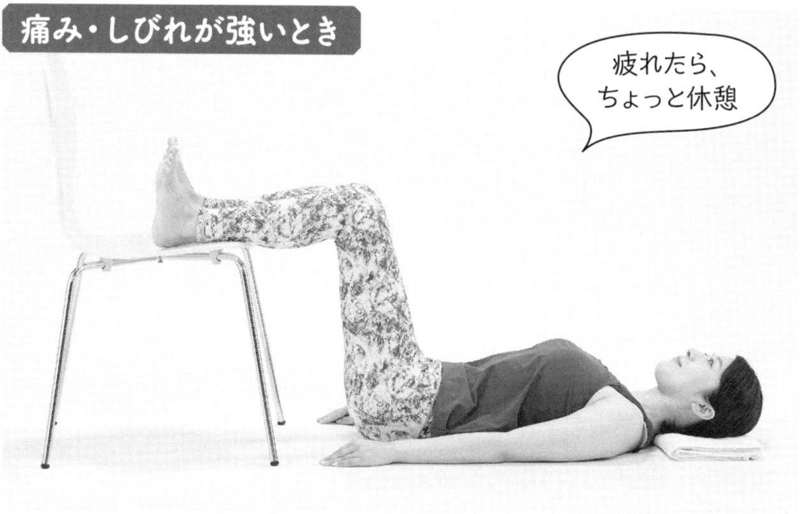
疲れたら、
ちょっと休憩

痛みやしびれが強いときはイスの座面に足をのせて。

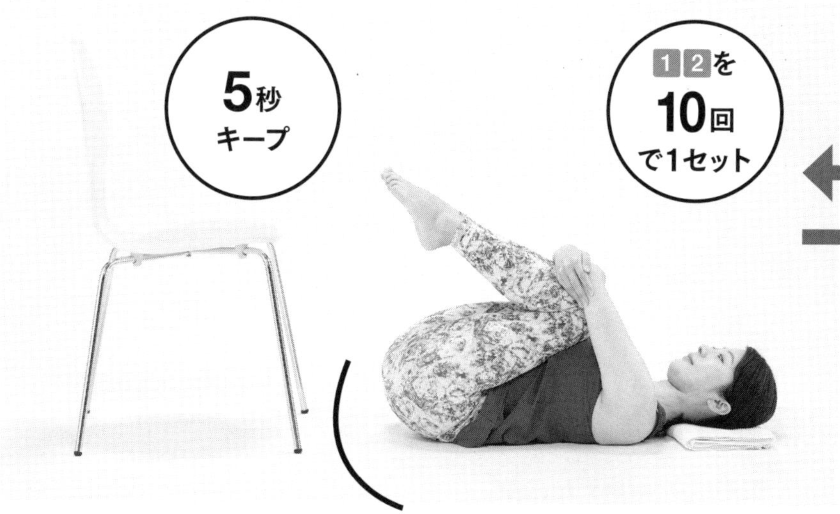
5秒
キープ
12を
10回
で1セット

STEP 2

口から息を吐きながら抱えたひざを体に引き寄せる。腰を丸めて５秒キープしたら、1へ戻す。12を10回で１セット。

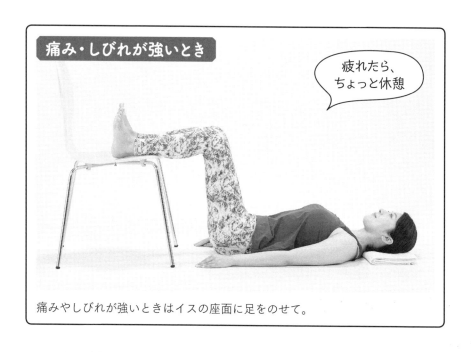

持病がある人のための予防ケア

閉塞性動脈硬化症の人はこんなふうに対策

◆閉塞性動脈硬化症のしくみ

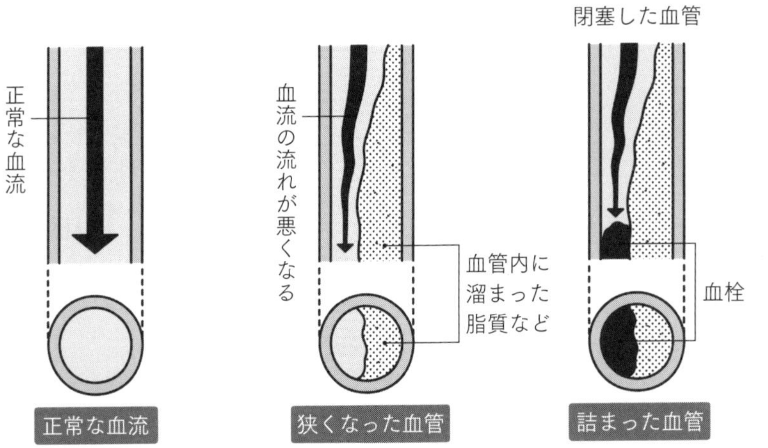

腰部脊柱管狭窄症との違いは?

・腰痛にならない
・足の皮膚の色が青白い
・足の脈が測れない
・自転車をこぐときに痛みがある

間欠性跛行の症状が出てきたら、速やかに医療機関へ！

閉塞性動脈硬化症では、血管が狭まって虚血になることで「間欠性跛行」になります。歩き始めてしばらくすると痛みやしびれが出て、休めば和らぐのが特徴。しかし放置すれば、最終的には下肢の壊死も起こりえます。

間欠性跛行は腰部脊柱管狭窄症でも起きるので、早めに受診してどちらが原因かを明確にしましょう。閉塞性動脈硬化症の場合、食事の改善と適度な運動で、血圧や血糖値の正常化や、肥満の改善を図ることが大切です。

Ⅳ度	Ⅲ度	Ⅱ度	Ⅰ度
潰瘍、壊死 （重度虚血）	**安静時疼痛** （高度虚血）	**間欠性跛行** （中等度虚血）	**無症状** （軽度虚血）
・皮膚がただれて治りにくい潰瘍ができる ・組織が壊死する	・安静にしていても足が痛い ・夜眠れなくなるほど痛い	・歩くと足が痛くなる ・20分休むとまた歩けるようになる	・足がしびれる ・足が冷える

持病がある人のための予防ケア

脳梗塞・狭心症・心筋梗塞の人はこんなふうに対策

◆ 脳梗塞

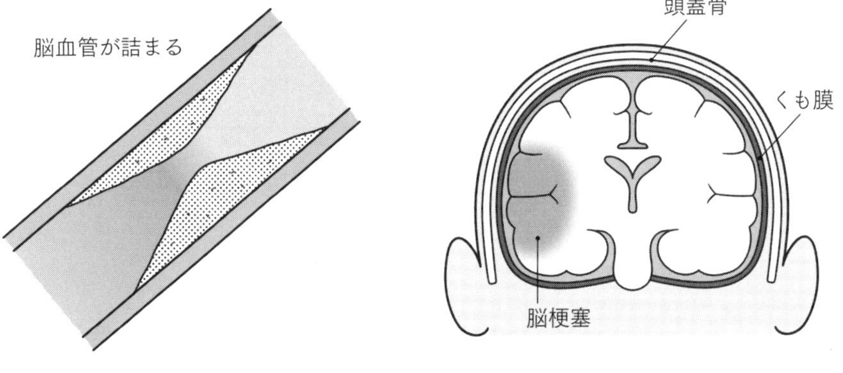

◆ 狭心症

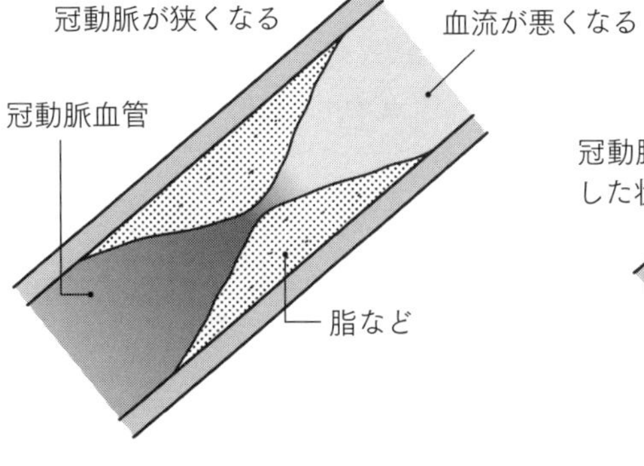

◆ 心筋梗塞

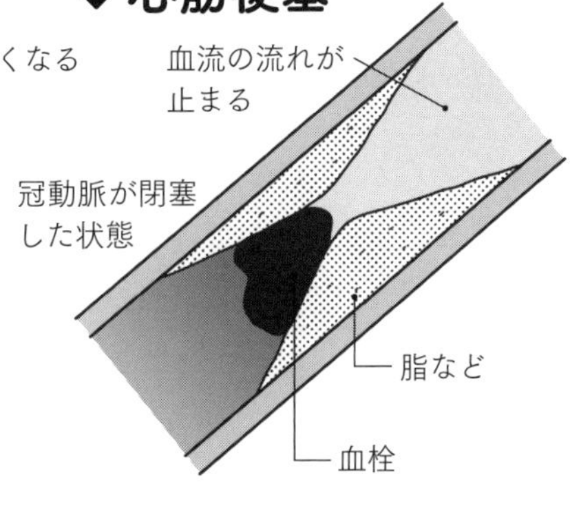

こむら返りが頻繁に起きてきたら、放置は禁物、医師に相談！

◆脳梗塞

動脈硬化が進行すると血管が詰まりやすくなります。脳で詰まりが起こり、脳の組織が壊死するのが脳梗塞です。前兆のひとつに、頻繁なこむら返りや筋肉のつりがあります。そのほか、手足に力が入らない・ろれつが回らない・言葉がうまく出てこない・片方の目が突然見えなくなる・体の片側だけしびれる、などの前兆があります。

◆狭心症

心臓へと流れる血流が不足することで、胸に痛みが起きるのが狭心症で、動脈硬化の進行によってリスクが高まる病気です。前兆は、血行不足による頻繁なこむら返りや筋肉のつりのほか、胸が圧迫されるような感覚や、息が詰まるような感覚が挙げられます。また、みぞおちや肩・腕・首に痛みを感じることもあります。

◆心筋梗塞

心臓に血を送る「冠動脈」が詰まって血流が途絶え、心臓が虚血状態になるのが心筋梗塞です。急激に強い心臓の痛みが起こり、そのまま死に至るケースも少なくありません。前兆にはやはり、頻繁なこむら返りとつりがあります。ほかには、胸の圧迫感、急に呼吸が苦しくなる感覚、冷や汗や吐き気も危険信号です。

コラム

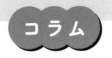

「肉離れ」と「つり」の違いは？

始まりと終わりが、２つの関節にまたがる筋肉を「二《に》関《かん》節《せつ》筋《きん》」といいます。その代表格は、足首とひざをまたぐ腓腹筋です。ヒラメ筋のような単関節筋と比べると「肉離れ」を起こしやすいのが特徴です。肉離れとは、筋肉の収縮時に急に反対に伸ばすことによる筋肉の断裂のことですが、テニスやバレーボールのサーブなどで起こりがちです。肉離れはしばらくすれば痛みが治まる「つり」と違い、速《すみ》やかな治療が不可欠です。断裂した筋繊維が修復するまでは、安静が必要であることを覚えておいてください。

3章

急な「つり」を防ぐ生活習慣

必要な栄養を摂る&生活の工夫

マグネシウムの欠乏を防ぐ

◆和食を意識して取り入れよう

腱紡錘《けんぼうすい》が正常に働くようにするには、ミネラルをしっかり摂《と》ることが欠かせません。こむら返りやつりに関わる4つのミネラル（マグネシウム・カルシウム・カリウム・ナトリウム）のなかで、とりわけ不足しやすいのがマグネシウムです。

マグネシウムを多く含むのは、玄米などの精製されていない穀類や、乾物のスルメ、煮干し、海藻類、納豆など、いずれも昔ながらの和食の食材です。現代の日本人のマグネシウム不足の一因は、食の西欧化にあるといえます。食事を和風スタイルにすることは、有効なつり対策となるでしょう。

とりわけスルメは、抜群にマグネシウムが豊富です。海藻では、わかめが優秀です。なかでも素干しのわかめは、湯通ししたものの約50倍ものマグネシウムが摂れます。

1日300mgが目標！
マグネシウムを多く含む食材

	食材分量	含有量
スルメ	1枚80g	136mg
アーモンド	10粒10g	27mg
素干しわかめ	10g	110mg
納豆	1パック50g	50mg
ほうれん草	1/4把50g	35mg
ゆでそば	200g	54mg
煮干し	6～7尾10g	23mg
バナナ	1本100g	32mg

カルシウムを補う

◆過剰摂取に気を付けてバランスよく

カルシウムは筋肉疲労によって大量消費されるので、体を動かした日はしっかり摂りましょう。妊娠中や更年期の女性も不足しやすいので、気を付けたいところです。

カルシウムが豊富な食べ物の代表格は乳製品です。就寝前に飲むコップ１杯の水の代わりに牛乳を飲むと、水分補給もカルシウム補給もできて一石二鳥です。

豆腐などの大豆食品、煮干し、小松菜やごまも、カルシウムを多く含んでいます。

なお、カルシウムとマグネシウムの働きには相互関係があり、カルシウムを過剰摂取すると、マグネシウムの吸収を阻害する恐れがあります。カルシウムとマグネシウムのベストなバランスは「３：１」です。サプリメントで摂っている場合は、「サプリメント＋食品」の総量を確認しましょう。

中高年女性は1日650mgを推奨
カルシウムを多く含む食材

	食材分量	含有量
牛乳	1杯200mL	230mg
プロセスチーズ	2切れ30g	190mg
木綿豆腐	150g	180mg
煮干し	6〜7尾10g	220mg
小松菜（おひたし）	50g	75mg
いりごま	10g	120mg
干しエビ	3g	213mg

カリウムを摂る

◆果物や野菜は生で食べる

カリウムには筋肉の収縮をコントロールする働きがあり、つりの予防に欠かせないミネラルです。また、ナトリウム（塩分）の排出を促進するので、高血圧の予防や改善にも有効です。

果物・野菜・海藻・芋類・豆類に多く含まれますが、水溶性なので、ゆでるとお湯に溶け出します。枝豆なら、ゆでるより蒸しましょう。

野菜や果物は、生で食べるほうがよいでしょう。生野菜サラダもいいですし、バナナならおやつ代わりにしてもいいでしょう（バナナはマグネシウムも豊富）。夏なら、水分補給もかねてスイカを食べるのもおすすめです。

カリウムは過剰摂取の心配は原則的にありませんが、腎機能が低下している人は「高カリウム血症」に注意する必要があるので、医師に確認しておきましょう。

女性は1日2000～2600mgを目標に
カリウムを多く含む食材

	食材分量	含有量
バナナ	1本90g	324mg
スイカ	1切れ80g	100mg
キウイフルーツ	1個90g	261mg
アボカド	1/2個50g	360mg
ほうれん草（生）	1株20g	138mg
ブロッコリー（生）	100g	460mg
枝豆（冷凍）	可食部100g中	650mg

必要な栄養を摂る&
生活の工夫

クエン酸を利用する

◆ミネラル吸収に役立つクエン酸は柑橘類や梅干しで

4つのミネラルのうち、ナトリウムとカリウムは水溶性で、スムーズに吸収されますが、マグネシウムとカルシウムは不溶性で吸収されにくいのが難点です。そこで役に立つのがクエン酸です。マグネシウムとカルシウムは、クエン酸と結びつくと、水溶性に変化するのです。これを利用するのです。

クエン酸はレモンなどの柑橘類や、イチゴやキウイフルーツに多く含まれますが、とくに豊富なのは梅干しです。

登山家の間では、梅干しを「こむら返りの薬」として常備する習慣があるそうです。実際、こむら返りの治療薬「クエン酸カリウム・クエン酸ナトリウム水和物配合製剤」は梅干しの成分と非常に似ています。昔ながらの知恵を、科学が裏付けた形といえそうです。

1日に2gを目安に
クエン酸を多く含む食材

	食材分量	含有量
梅干し	大1個20g	0.68g
レモン果汁	1/4個分20g	1.3g
イチゴ	5個40g	0.28g
キウイフルーツ	1個100g	1g
オレンジジュース	180mL	1.8g

のどが渇く前にかんたん補水液を

◆手作り補水液ならすぐに作れて安心

運動時や運動後に筋肉のつりが起こりやすいのは、筋肉疲労に加えて、汗をたくさんかいたことによるミネラルの流出も一因です。

つるリスクを抜きにしても、発汗による脱水は命に関わります。年齢を重ねるとのどの渇きに気づきにくくなるので、こまめな水分補給が必須です。起床後や就寝前はもちろん、数時間に1回は水を飲む習慣をつけましょう。

脱水時には、塩（＝ナトリウム）と、ナトリウムの吸収を早める糖分を加えた水を飲むと、速《すみ》やかに回復します。市販のスポーツ飲料も同じ配合ですが、わざわざ買わなくとも、かんたんに自作できます。

次のページに掲載しているレシピを活用してください。10秒もあれば完成です。汗をたくさんかいたときに作ってみてください。

思い立ったらすぐできる

かんたん手作り補水液

材料

水 ……………… 1L
砂糖 …………… 大さじ3～6（30～60g）をお好みで
塩 ……………… 小さじ3分の1（2g）
レモン汁 ……… 少々

作り方

① 材料を保存容器に入れて混ぜる。
② 冷蔵庫で保管し、かならず翌日までに飲みきる。

※ただしスポーツ飲料等の常用はナトリウム過多を招くので、飲むのは「寝る前と起床後」「入浴の前後」「運動前後や最中」に留める。

血行を促す食材を摂る

つりを引き起こす「冷え」を解消するには、食事を改善するのが一番です。冷えやすい人は、冷たい飲み物を避け、野菜も生ではなく温野菜にして摂るとよいでしょう。加えて、次ページで紹介する血流を改善する食材を積極的に摂りましょう。その筆頭格が「酢」です。酢酸が体内で分解されるときに生成する物質「ＡＭＰ」には、血管を拡張する働きがあり、カルシウムの吸収促進、疲労回復効果もある優良食材です。

◆動脈硬化によい食品は血流をよくする

玉ねぎは切ったときに目に染みる成分「硫化アリル」が血流を促進し、動脈硬化や血栓の予防にも効果が期待できます。しょうがの辛み成分「ジンゲロール」にも血流改善効果があります。ポリフェノール・ナットウキナーゼを含む納豆や、α-リノレン酸が豊富な亜麻仁《あまに》油やえごま油もしっかり摂りましょう。

血を巡らせ血流をよくする食品

酢
（酢酸・クエン酸）
▶血行改善、カルシウムの吸収促進、疲労回復

玉ねぎ
（ポリフェノール・硫化アリル）
▶血管を拡張する

しょうが
（ジンゲロール・ショウガオール）
▶血流改善

亜麻仁油やえごま油
（α-リノレン酸）
▶血栓がつくられるのを防ぐ、アレルギーを抑制

納豆
（ポリフェノール・ナットウキナーゼ）
▶血流改善、血圧を下げる

ＥＰＡとＤＨＡを摂る

◆血栓を予防するＥＰＡ、血管をしなやかにするＤＨＡ

つり対策に欠かせない血行改善には、サラサラの血液としなやかな血管が保たれていなくてはなりません。そこで大いに活用すべきは、「体によい油」です。イワシやサバなどの青魚の油に、ＥＰＡやＤＨＡという成分が含まれていることはよく知られていますね。ＥＰＡは血液の粘度を下げ、血栓の予防に効果を発揮します。ＤＨＡは、血管の弾力性を高める役割を果たします。

一方、亜麻仁油やえごま油に含まれるα－リノレン酸（P.１０２）は、摂取後にＥＰＡとＤＨＡに変化します。加熱すると働かなくなるので、ドレッシングにしましょう。これらの油は「オメガ3脂肪酸」と呼ばれ、動脈硬化予防はもちろん、中性脂肪や悪玉コレステロールを減らす効果も期待できます。オメガ3脂肪酸は体内で合成できないので、食べ物で摂取する必要があります。こまめに取り入れましょう。

魚を積極的に取り入れて こむら返りを返り討ちに

可食部100g中

マグロ（生）	EPA1400mg	DHA3200㎎
ブリ（生）	EPA898mg	DHA1785mg
タチウオ（生）	EPA970mg	DHA1400mg
ウナギ（蒲焼）	EPA750mg	DHA1300mg
イワシ（焼き）	EPA790mg	DHA980mg
サバ（焼き）	EPA900mg	DHA1500mg
サンマ（焼き）	EPA560mg	DHA1200mg

タウリンを効率よく摂る

◆筋肉のけいれん防止には欠かせない

タウリンは、体の状態を一定に保つ「ホメオスタシス」を支える物質です。臓器や骨髄など全身各所にありますが、70%は筋肉に集中しています。

筋肉中のタウリンが足りないと、こむら返りや「つり」が起こりやすくなります。タウリンの代謝をつかさどる肝臓の機能が低下したときも同様です。慢性肝炎の患者の５割、肝硬変の患者の８割が、頻繁なこむら返りを起こすというデータもあります。タウリンは体内で合成できますが、必要量を確保するには、食品からも摂取しなくてはなりません。多く含まれるのは貝類や、タコ・イカ・エビなどで、ブリの血合いの部分にも含まれます。熱に弱いので、刺身などの生食がベターです。また、煮ると水に溶け出してしまいますから、お吸い物など、煮汁も食べられる工夫をしましょう。

貝類を中心においしく摂取
タウリンを多く含む食材

カキ	5個70g	814mg
ホタテ	140g	380mg
アサリ（殻付き）	175g	266mg
タコ	100g	871mg
イカ	110g	848mg
車エビ	5尾100g	199mg
ブリ（血合い）	70g	471mg

タウリンは水溶性なので、生で食べるか、スープなど煮汁とともに食べるとよい

ビタミンＤを補う

◆食事と日光浴の両輪で

ビタミンＤは小腸でカルシウムの吸収を助け、血中のカルシウム濃度を一定に調節しています。つり予防のためにも、骨や筋肉の維持のためにも欠かせない栄養素です。タウリンと同じく体内で合成できるものの、食事からも摂りたいところです。おすすめ食材は魚類ときのこ類で、きのこは干ししいたけや乾燥きくらげなど、干したもののほうが豊富です。そのほか、卵黄やバターにも含まれています。

脂溶性なので、脂質を含む動物性食品から摂取したほうが吸収率は高めです。きのこから摂るなら、炒め物や揚げ物にすると吸収率が上がります。

ビタミンＤを増やす方法はもうひとつあります。それは、日光を浴びることです。日の光に当たることで、ビタミンＤは皮膚の上で生成されます。日光浴やウォーキングを習慣にして、ビタミンＤを増やしましょう。

脂質とともに摂取を
ビタミンDを多く含む食材

◆魚類

イワシ丸干し	1尾 30g	15.0μg
カレイ	1尾 100g	13.0μg
サケ	1切れ 80g	25.6μg
ブリ	1切れ 80g	6.4μg
シラス干し	大さじ2 10g	6.1μg
サンマ	1尾 100g	14.9μg

◆きのこ類

干ししいたけ	6g	0.8μg
乾燥きくらげ	2g	1.7μg

圧迫用ハイソックスや軽い掛け布団を使う

◆足首に負担をかけずに固定するのがポイント

長時間座ったまま、もしくは立ったままの姿勢が続くと足がむくみますが、これは下半身に血液が滞留した状態であり、こむら返りの原因になります。予防アイテムとして役立つのが、ドラッグストアやスーパーなどで買える圧迫用のハイソックスです。血管をほどよく圧迫して、血流を促します。足の静脈弁の機能低下で血管が浮き出る「下《か》肢《し》静《じょう》脈《みゃく》瘤《りゅう》」を改善する働きもあります。睡眠中は足からの発汗を妨げないよう、つま先のないタイプのものをはきましょう。

就寝中は、P.36で述べたように、足のつりやすい時間帯です。その理由のひとつが「重すぎる寝具」です。布団の重みでつま先が伸びると、ふくらはぎの筋肉が縮んだ状態になるので、軽めの掛け布団を使ったほうがよいでしょう。重みがないと落ち着かない、という方は、P.64の「足首固定」で、上向きのつま先をキープしましょう。

重い掛け布団は
つま先が下がった状態になるのでNG

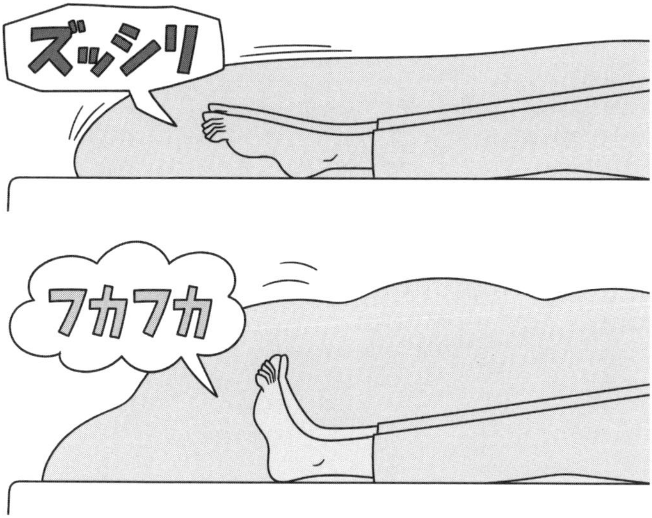

圧迫用ハイソックスはつま先のないものを

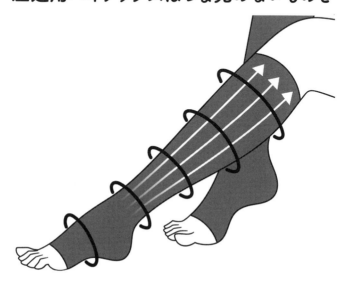

【著者紹介】

出沢　明（でざわ・あきら）

医療法人明隆会出沢明PEDクリニック理事長。医学博士。帝京大学医学部附属溝口病院整形外科客員教授。日本整形外科学会専門医、脊椎脊髄病理医、脊椎内視鏡下手術・技術認定医。1980年千葉大学医学部卒業、1987年千葉大学大学院医学部博士課程修了。国立横浜東病院整形外科医長、千葉市療育センター通園センター所長、帝京大学医学部附属溝口病院整形外科教授・整形外科科長などを経て現職。脊椎・脊髄外科、股関節外科、電気生理学などが専門分野。腰椎椎間板ヘルニア、腰部脊柱管狭窄症などの病気に対して、内視鏡を用いた体への負担の少ない手術法（PED、PEL等）を行う第一人者。痛みに苦しむ患者さんを少しでも早く治したいという思いから、2014年に出沢PEDクリニックを開業。さらなる技術の向上と普及に向けて活動を行っている。https://dezawaakira-ped.jp

こむら返り・体がよく「つる」人のための30秒筋肉ほぐし

2023年5月10日　第1版第1刷発行
2025年1月15日　第1版第7刷発行

著　者　出沢　明
発行者　村上雅基
発行所　株式会社PHP研究所
京都本部　〒601-8411　京都市南区西九条北ノ内町11
〔内容のお問い合わせは〕暮らしデザイン出版部 ☎075-681-8732
〔購入のお問い合わせは〕普　及　グ　ル　ー　プ ☎075-681-8818

印刷所
製本所　TOPPANクロレ株式会社

ISBN978-4-569-85491-5